和田秀樹

うつの壁

GS
幻冬舎新書
707

はじめに

先日、作家の五木寛之さんと対談する機会を得ましたが、五木さんは、かねて「病気は『治《なお》す』ものではなく、『治《おさ》める』もの」という意味のことをおっしゃっています。

卓見だと思います。とりわけ、本書のテーマである「うつ病」は、医者の治療だけで「治す」ことはできません。患者自身が人生の一期間、腰を据《す》えて取り組み、考え方や働き方、生き方を見直さなければ、この病気を「治める」ことはできないのです。

そもそも、うつ病は、脳のハード面とソフトウエア面、双方の故障に起因する病気です。ハード面では、脳内の神経伝達物質の減少が主因となり、ソフトウエア面では、脳の使い方、つまりは考え方の偏《かたよ》りや変調が原因になります。

今は、抗うつ薬の開発が進んでいるので、医師が早期に適切な治療をすれば、ハード面の故障は、高確率で（いったんは）治すことが可能です。ところが、うつ病は再発しやすい病気であり、ソフト面（考え方やものの見方）を変えなければ、かなりの確率で再発します。つまり、うつ病は、ハードとソフトの両面から治療・療養しなければ、「治める」ことができない病気なのです。

というように、この病気の治療は一筋縄ではいかないのですが、ここでひとつ明るい話をしておくと、この病《やまい》の壁を乗り越えた先には、大きな報酬が待っていることがあります。それは、より「楽に生きられる」ことです。

実際、私は過去に約１０００人のうつ病患者さんを診《み》てきましたが、「この病気を患《わずら》ったことで、人生観が変わり、楽に生きられるようになりました」という人が少なくありません。

その意味で私は、うつ病は「新しい人生への扉」にもなる病気だと考えています。おおむね、転機はピンチの顔をしてやってきます。うつ病になるという人生のピンチは、「自らの生き方を変えるきっかけ」をつかむチャンスでもあるのです。

むろん、その〝ドアノブ〟には、うつ病の発症以前にも手をかけることができます。現在、気分が晴れない人、不安やプレッシャーを感じることが多い人、イライラしがちな人たちも、考え方を変えることで、ずっと楽に生きられるようになるはずです。

そこで本書では、うつ病の症状・原因・治療法に加え、うつの大きな要因である「ストレス」を軽くする考え方や暮らし方について、お話ししていきます。

私は、「心の強さ」の最も大きな条件は、「メンタルに関する科学的知識を持っている」ことだと思います。そして心の「ＳＯＳ」に臨機応変に対応できることが、その病気を予防し、早期発見し、再発を防ぐことにつながると考えています。

これまで私は、幻冬舎新書では、『80歳の壁』や『ぼけの壁』など、おもに高齢者の方々向けの本を書いてきましたが、今回本書は、すべての世代の方々に宛《あ》てて書きました。

より多くの世代の皆様にお読みいただき、心身を守る知識とハウツウを身につけていただければ、精神科医としての幸い、これに過ぎることはありません。

うつの壁／目次

第3章　食事・運動・睡眠 ――抗うつ習慣のすすめ　101

第4章　躁うつ病・適応障害とどう違うのか？　119

編集協力　構　俊一
図版・DTP　美創

第1章

自死につながる、くり返す病

うつ病に関して、まずお話ししたい3つのこと

まずは、うつ病に関して、最も重要と思う「３つのこと」についてお話しします。

その第一は、「はじめに」でも述べたように、うつ病は、精神疾患のなかでは、「(いったんは)治りやすい病気」だということです。おおむね60%の人は、薬物治療によって、比較的早期に快方に向かいます。早期治療の場合は、時間をより長くかけ、他の療法を加えれば、９割の人が「寛解」(症状がなくなること)に至ります。

うつ病は「難しい病気」という印象を持っている人も多いと思います。実際かつてのうつ病は、ひじょうに厄介《やっかい》な病気でした。とりわけ１９５０年代までは、事実上**「よく休む」くらいしか療法がなかったため、いったんこの病気を発症す**

ると、長期間、苦しむ人が少なくなかったのです。

うつ病に苦しんだ偉人・有名人をあげると、リンカーン、エドガー・アラン・ポー、ヘミングウェイ、ウォルト・ディズニー、アガサ・クリスティー、ヴィヴィアン・リー、オードリー・ヘップバーン、木戸孝允、有島武郎、太宰治ら、枚挙にいとまがありません。そのうち数名は、自ら命を絶っています。

そういう状況が変わりはじめたのは、１９６０年前後、薬物療法・精神療法の両面で、画期的な治療法が生まれたからでした。薬物治療の分野では「三環系《さんかんけい》」抗うつ剤と呼ばれる新薬が生まれ、精神療法の分野では「認知行動療法」という新しい考え方に立つ治療法が編み出されたのです。

その後、１９８０年代末にはいると、ＳＳＲＩという、より使いやすい治療薬が生まれ（日本では90年代の末に認可）、うつ病はさらに治りやすくなりました。

現在では、「初発（最初の発症）」「早期発見・治療」「勝手に薬をやめない」という3条件がそろえば、9割は治る病気とまでいわれています。

ただし、治りやすくなったとはいえ、この病気を侮《あなど》ることはできません。私が2つ目にお話ししたいのは、「うつ病は、ひじょうに『再発』しやすい病気」だということです。初発から5年以内で40％、期間をより長くとれば、60％の人は再発するとみていいでしょう。加えて厄介なことに、うつ病は再発を許すと、その後の再々発率がさらに高まっていくのです。

再発しやすい理由としては、それがこの病気の特質であるとともに、発症の原因となる「ストレスフルな環境」や「ストレスを大きくする本人の考え方」を、なかなか変えられないことがあげられます。

さらに、残念なことに、この国では「長期の休息期間をとりにくい」ことも加わります。**症状がいったんは弱まったものの、まだ再発リスクの高い時期に、以前と同じように働きはじめ、再発という事態に至りやすい**のです。

そして、最後に強調したい点は、「うつ病は『自殺』につながりやすい病気」だということです。自殺の過半数には、うつ病が関係しているとみられています。

欧米では、自殺者の生前の状況から原因や動機を分析する「心理的剖検《ぼうけん》」が広く行われていますが、その検証作業によって、自殺の60〜80％にうつ病が関係していることがわかっています。わが国では、警察庁調べの数字は、それよりは低いものの、同庁発表の「令和3年における自殺者状況」で、うつ病が自殺の原因の1位にあげられていることは間違いありません。

というように、うつ病は自殺と密接に関係する「死に至る病」です。私が本書を執筆する主たる動機も、ここにあります。「うつに苦しむ方」を少なくするとともに、「うつに命を奪われる方」が一人でも少なくなることを願って、本書の筆をおこしました。

うつ病は「心」をどう痛めつけるのか？——怠け病ではない

では、そうした「うつ病」に対処するには、どうすればいいのか？——最も肝心なことは、早期に発見し、早期に治療することです。

ここで、うつ病に関して、よくある誤解を解いておくと、うつ病になるのは「心が弱いから」でも「性格が気弱だから」でもありません。うつ病は、ソフトウエア（考え方など）を含めた「脳の病気」であり、条件が重なれば、どんな人でもなる可能性があります。うつ病は、日常と地続きにあって誰もが落ちうる「落とし穴」のような病気といってもいいでしょう。

そして、後述するように、躁うつ病（双極性障害）でないかぎり、ほぼ自然治《ち》癒《ゆ》はしません。治療するには、医師や薬の助けを借りる必要があるのです。

とりわけ、**日本人の場合、真面目な人が多いこともあって、うつ病の治療が遅れ気味になる傾向**があります。また「うつなどというのは、怠け者の言いわけではないのか」という、ひどい偏見が世にはびこってきたため、そうした圧力も、うつを悪化させる原因になってきました。自分では「うつ病かもしれない」と感じても、周囲から「怠け病」とみられたくないと思い、受診をためらってきた人が多いのです。

では、どのような症状が出たとき、医者にかかればいいのか？――ここからは、うつ病の症状についてお話ししていきましょう。

うつ病の症状は大きく「心理症状」と「身体症状」に分けられます。まず、代表的な心理症状は、「憂うつな気分」と「何をしても楽しくない状態」です。臨床的には、そうした症状が2週間以上続いているとき、うつ病と診断します。

ですから仕事でトラブルがあったりして、2、3日憂うつな気分が続いても、その後週末に楽しく過ごして、憂うつな気分が消えるようなら、それは「一時的なうつ状態」であり「うつ病」とはいえません。「楽しいはずのことをしても、

[表1] うつ病の代表的な心理症状

・何をするのも、億劫	・孤独だと感じる
・何をやっても、楽しくない	・「誰も私のことをわかってくれない」と思う
・いいことがあっても、気分が晴れない	・「あの人のせいで……」と考えてしまう
・やる気が起きない。気力が出ない	・将来のことが不安になる
・何をしても虚しい	・周りの音がやけに気になる
・小さなことで、くよくよする	・季節感が感じられない
・過去のことを思い出して悩む	・死んでしまいたいと思う

楽しくない」、そもそも「楽しいことをする気にもなれない」のが、うつ病なのです。

　私はこれまで、うつ病の患者さんから、その憂うつな気分や状態に関して、さまざまな表現を聞いてきました。

「とにかく、悲しいんです」

「死ぬほど、つらいんです」

「寂しいんです。みんなが楽しんでいると、ますます寂しく感じます」

「すべてに興味が持てません」

というような言葉です。うつ病にな

ると、他にも、さまざまな心理症状が生じます。22ページの［表1］にまとめたのは、そうした症状の代表的なものです。

うつ病は「体」をどう痛めつけるのか？――異常なだるさ

うつ病は、「脳のハード面、ソフトウエア面、双方の異常によって起きる病気」ですが、脳が体をコントロールしている以上、体にもさまざまな症状が現れます。最も特徴的なのは、「異常なだるさ」です。ある患者さんは、そのだるさを「（平熱なのに）39度くらいの熱が続いているような感じ」と表現しました。ともかく、**ふだんのだるさとは、次元の違うだるさに見舞われる**のです。むろん、がんばろうとしても、がんばれるような状態ではありません。

そして体はだるいのに、眠れなくなります。しかも、その「不眠」状態は、普通の不眠症とはかなり違っています。

一般的な不眠症には「就眠障害」（なかなか寝つけない状態）が多いのですが、うつ病を原因とする不眠は「熟眠障害」が多くなります。眠りに就くことはできても、夜中に目が覚め、二度寝できない状態です。少しうとうとしても、すぐに目が覚めるため、「寝た気がしない」という人が多くなります。

なお、現在の睡眠導入剤は、就眠障害にはよく効きますが、熟眠障害にはあまり効果がありません。そのためうつ病による不眠は、一般の不眠よりも、つらく感じます。

またうつ病は、心理症状にも身体症状にも、「日内変動」（1日のなかでの症状の変動）があるのですが、これにも睡眠不足が関係しています。眠りが浅いため、朝は「まだ眠い」「頭がすっきりしない」ということになりがちなのです。そのため、**多くの患者さんは、朝がいちばん調子が悪く、午後になると比較的調子がよくなるという傾向**があります。

さらにうつ病になると、「食欲」にも異常が生じます。多くのうつ病患者は食欲が落ちますが、その一方で、スイーツをやけ食いしたり、ポテトチップスを終日食べ続けたりするなど、食欲が異常亢進《こうしん》する人もいます。ただ、過食系の患者さんに聞くと、食べてはいるものの「美味しくはない」そうです。「味をほとんど感じない」のに、食べ続ける人もいます。

とりわけ、過食に走りやすいのは、ダイエット（食事制限）中の人です。ダイエットをすると、脳のエネルギー源でもある炭水化物や脂質が不足します。すると、脳が栄養不良を解消しようと、食欲をつくり出します。そして、うつ病の発症が引き金となって食欲が爆発、過食に走ることになるのです。

なぜうつ病で、体じゅうが痛くなるのか？

また、うつ病の人には「原因不明の痛み」を訴える人が少なくありません。

「腰痛がひどくなった」という人もいれば、「体じゅうが痛い」という人もいます。

そうした患者さんに、通常の痛み止めを処方しても、あまり効果がありません。各種の検査をしても、異常が確認できないため、なかには未熟な医者から「気のせい」と言われてしまう人もいます。

うつ病になると、そうした痛みが生じるのは、脳の扁桃体《へんとうたい》という部位が過敏になるからです。そのため、健常時よりも痛みに敏感になり、ふだんは感じないような微小な痛みを、何倍にも何十倍にも感じるのです。

またうつ病になると、脳内の神経伝達物質のバランスが崩れ、そのことも痛みを増幅します。たとえば腰痛の場合、腰から脳に痛みの信号が伝わったとき、健常な状態なら、脳はドーパミンやセロトニン・ノルアドレナリンなどの神経伝達物質を放出し、痛みの信号を脳に伝える回路を遮断します。しかし**うつ病になると、脳でドーパミンなどが放出されにくくなるため、わずかな痛みでも強く感じ**

[表2] うつ病のいろいろな身体症状

・体が鉛のように重い	・微熱、あるいは低体温状態が続く
・ふらふらする。めまいがする	・耳鳴りがする
・動悸が激しくなる	・涙が止まらない
・息切れしやすくなる	・性欲がなくなる
・口が渇きやすくなる	・体のさまざまな部位が痛む

るようになるのです。

またうつ病になると、「機能性ディスペプシア」と総称される身体症状が現れます。これは胃痛や胃もたれ、便秘、下痢、吐き気といった消化器系の症状が慢性的に起きているのに、検査をしても異常がみられない状態の総称で、その主原因は、胃の働きを制御している自律神経の乱れです。なおディスペプシアとは、もともとは「消化不良」を意味するギリシャ語です。

また、表面には出ない症状ですが、「うつ病になると、免疫をつかさどるナチュラルキラー細胞（NK細胞）の活性が半分になる」という研究報告があります。

そもそも、40～50代になると、ＮＫ細胞の活性が20代の半分程度まで落ちこみますから、中年以降でうつ病を患うと、同細胞の活性がそのまた半分の4分の1になるというわけです。もちろん、そこまで免疫力が下がれば、ガンの発症確率が相当に高まることは間違いありません。

他にも、うつ病になると、27ページの［表2］のような、さまざまな身体症状が現れます。

うつ病になると、風呂にも入れなくなる理由

むろん、以上のような心理・身体症状に見舞われると、仕事や暮らしにさまざまな支障が生じます。まず、いろいろな場面で、頭がうまく回らなくなります。その状態を「頭の油が切れたみたい」と表現した患者さんがいました。専門的に

いうと、「精神運動制止」という状態に陥《おちい》り、「考えられなくなる」のです。

むろん、仕事の能力は、健常時よりも格段に落ちます。仕事が遅くなり、それまで10分間でできたことに、30分もかかるようになります。物事に集中できなくなり、注意力が落ち、ミスが増えます。記憶力が落ち、もの忘れが増える人もいます。

そうなれば、**仕事でミスが増え、上司に叱責されたりして、さらに落ち込む**ことになります。そして、「私は、この会社には必要とされていない」→「もはや、私に居場所はない」→「死ぬしかない」という危険な「希死念慮《きしねんりょ》」（死にたいと希《のぞ》む思い）が生じることになりやすいのです。

むろんふだんの暮らしにも、いろいろな支障が生じます。まず簡単なことが、なかなか行動に移せなくなります。何でも「延期」してしまうのです。

たとえば、家族が「早く風呂に入ってよ」と言っても、風呂に入ることさえ億《おっ》劫《くう》だったり「決断」がつかなかったりして、行動に移せないのです。

掃除《そうじ》も、できなくなります。「部屋の中が汚れている」とわかっていても、掃除という行動に移れません。やがて家の中がゴミの山になり、ますます片づけられなくなります。いわゆるゴミ屋敷や汚部屋《おべや》に住んでいる人には、うつ病、あるいはうつ状態の人が少なくありません。

「人付き合い」も、億劫になります。人に気をつかう気力がなくなり、「誰にも会いたくない」という状態に陥ります。電話やメールも面倒になります。重症化すると、簡単な会話を交わすことさえ難しくなるため、買い物にも美容院にも行けなくなります。電話にもインターホンにも出られなくなります。

そして、何をしても楽しめなくなります。たとえば音楽好きな人が、好きなはずの音楽を楽しめなくなります。患者さんからは、「音にまとまりを感じなくなり、音楽として聞こえない」という訴えを聞いたことがあります。

映画やドラマも、むろん健常なときのようには楽しめません。集中力が続かなくなり、筋がよくわからなくなります。

最も懸念されるのは、「酒量が増える」人がいることです。酔うと、一時的に気分がましな状態になり、憂うつな気分や不安感をまぎらわせることができるからです。しかし、それでは、アルコール依存症への道まっしぐらです。加えて**アルコールがはいると、衝動的な自殺リスクが高まるので、とりわけ要注意**なのです。

以上、うつ病の症状と影響に関して、縷々《るる》述べてきましたが、うつ病を発症すると、以上のような症状のうち、複数の症状が、短期間のうちに同時進行的に現れます。２つでも３つでも、以上のような症状があり、「私、最近、ちょっとおかしいかも……」と感じた方は、すぐにでも病院やクリニックに足を運ぶことをおすすめします。

繰り返しますがうつ病は、早期に治療すればするほど、治りやすい病気であり、初期軽度であればあるほど、短期間で治療でき、再発もしにくいのです。

うつ病は、とにかく「悪循環」する病気です

先ほどから私が、うつ病の早期治療を訴えているのは、うつ病が「悪循環する病気」でもあるからです。うつ病は、早期に適切な治療を受けないと、どんどん悪化し、治療が遅れるほど治しにくくなります。具体的には悪循環は、次のようなさまざまなサイクルが複合して起きます。

1 「食欲低下」による悪循環

まずは、「食べない」ことによる悪循環です。後ほど詳《くわ》しく述べますが、うつ病には、セロトニンという脳内の神経伝達物質の不足が関係しています。うつ病

になって**食欲が落ち、とりわけ肉類を食べなくなると、セロトニンの原料になるトリプトファンという必須アミノ酸の摂取量が減り、セロトニンの生成・分泌量が少なくなって、うつ症状が悪化する**のです。そして、食欲がさらに落ち込み、セロトニンの分泌量がますます減って、うつ病が悪化するという負のスパイラルに陥るのです。

2 「睡眠不足」による悪循環

うつ病によって、睡眠障害が生じ、よく眠れない状態が続くと、やはり脳内の神経伝達物質が枯《こ》渇《かつ》してきます。むろん、心身の疲労感も抜けません。そして、うつ病の症状が悪化し、さらに睡眠の質が落ちるという悪循環を招きます。

3「日光」不足による悪循環

太陽光に当たらないと、やはりセロトニンの生成が阻害されて、うつ病が悪化しやすくなります。そのため、**うつ病を発症後、引きこもりがちになって日の光を浴びなくなると、症状がさらに悪化、ますます引きこもるようになり、さらに「日光不足」になるという悪循環に陥る**のです。

4「人付き合いが億劫になる」ことによる悪循環

うつ病状が出て、人づきあいが億劫になると、疎外感が高まり、ますます考え方が偏ったり、気分が落ち込んだりします。そうして、人間関係が（主観的に）悪化すると、うつ状態・うつ病も悪化することになりやすいのです。

5「仕事」をめぐる悪循環

うつ状態に陥り、前述の「精神運動制止」状態になって、仕事に関する能力が落ちると、自分が邪魔になって上司から叱責されたり、周囲の信頼を失ったりして、さらに憂うつな気分になり、ネガティブな考え方にもとらわれやすくなります。そうしてうつ症状は悪化、さらに仕事ができなくなるということになりがちなのです。

6「認知の歪み」による悪循環

うつ病になると「もう一生治らない」「会社をクビになるかもしれない」などと、悲観的に考えがちです。そうした悲観的な認知、認知の歪《ゆが》みが、うつ病をさらに悪化させます。

7「飲酒」による悪循環

もともと、お酒が好きな人は、憂うつな気分をアルコール類でまぎらわせようとします。するとアルコールには、セロトニンを枯渇させる作用があるため、酒を飲むほどにうつ症状は悪化していきます。そして、さらに飲酒量が増えるという負の循環に陥りやすいのです。

「うつっぽい」と思ったとき、「何科」にかかればいいのか?

というような負の循環を避けるため、早期に医者にかかることが必要なのですが、実際問題として、「うつっぽい」と思ったとき「何科にかかればいいのか、よくわからない」という方が多いと思います。

確かに、心の病気系の病院・クリニックは、「精神科」「神経科」「神経内科」「心療内科」「メンタルクリニック」など、さまざまな看板を掲《かか》げているので「どの科を受診すればいいのか」、迷われるのも無理のないことだと思います。

ここで、心の病気系の病院・クリニックの「違い」について、まとめておきましょう。

まず「精神科」と「神経科」は、ほぼ同じものです。「神経科」は「脳神経を扱う科」というほどの意味で、精神疾患の治療にあたっている医療機関がこう名乗っています。「精神科」よりも、「神経科」という名のほうが、患者さんが来院しやすいこともあって、この名を使う医療機関が少なくないのです。

また、「神経科」に1字足して、「神経内科」という看板を掲げている医療施設もあります。この科は、**もともとは、脳や神経の障害を原因とする内科的な病気（たとえば、パーキンソン病など）を治療する科**でした。

ところが、名前がまぎらわしいこともあって、精神科に通ったほうがいい患者さんも来院するようになり、今では多くの「神経内科」が心の病を抱えた患者も診るようになっています。ただ、この科に関しては、まず電話をかけて、精神疾患を専門的に診ているかどうかを確認したほうがいいでしょう。

「心療内科」ももとは「神経内科」と同様、内科の一部門でした。胃潰瘍《かいよう》や喘息《ぜんそく》などの病気は、症状的には内科の守備範囲ですが、原因は「心」にあるケース、いわゆる「心身症」であることが少なくありません。「心療内科」は、そうした患者さんを診るために設けられたジャンルだったのです。ところがこの科にも、しだいにうつ病や神経症などの患者さんが通うようになり、今は心の病も診る「心療内科」が増えました。

というわけで、自分が「うつ病かもしれない」と感じたときは、「精神科」「神経科」「心療内科」のいずれの科を訪ねてもOKです。一方「神経内科」は、前述したように電話をしてから訪ねるといいでしょう。

また、最初から精神科などを受診することに抵抗を感じる人、あるいはホームドクターがいる人は、まずは「内科」で診てもらえばいいと思います。

実際、**うつ病の人が最初に受診した科は、内科が約65%で、婦人科が約10%**を占めています。他の病気だと思って、内科や婦人科を受診したところ、うつ病が発見されるというのは、よくある話なのです。そうして内科を受診し、内科医が「うつ病の疑いがある」と診断すれば、専門の診療機関を紹介してくれるはずです。

うつ病の治療は、どのように始まるのですか?

では、病院やクリニックで、うつ病の治療がどのように進んでいくか、具体的にみていきましょう。

まず、本人や家族が、「最近、どうも様子がおかしい」と変調に気づくと、多くの場合、かかりつけの医師（おおむね内科医）に相談するものです。そして、その医師がうつ病の疑いがあると診れば、精神科や心療内科などを紹介してくれます。むろん、自分で、通いやすい病院やクリニックを探してもＯＫです。その際、心の病を専門にするクリニックなどは、予約が必要なことが多いので、訪ねる前に電話をかけ、予約を入れてください。そして、出向くときは、保険証・お薬手帳・紹介状（ある場合）を忘れないように。

そして、初診時の注意としては、心の病気では体の病気以上に、細かな「問診表」を書くことになるので、予約時間よりも早めに着くようにしてください。また最近は、当日に問診表を書く時間を節約するため、ネットであらかじめ回答しておく「ウェブ問診」というシステムをとるクリニックも増えています。

病院やクリニックによっては、医師と臨床心理士がチームを組み、医師による診察前に、臨床心理士や公認心理師が話を聞く場合もあります。私が長く臨床を担当している病院でも、まずは臨床心理士が小一時間ほど話を聞き、場合によってはご家族からも話を聞き、医師はそれらの報告を電子カルテで読んでから診察するというシステムをとっています。

ここで、「臨床心理士」の仕事や役割について、説明しておきましょう。臨床心理士は、**心理療法やカウンセリングに関する知識と技術を持ち、心の病気治療を助ける専門家**です。その資格は、財団法人の日本臨床心理士資格認定協会が認定しているもので、国家資格ではありませんが、修士号取得が前提になっているので、大学院で心理学の勉強をした人が大半を占めています。また資格試験も比較的難関なので、知識については信用できるでしょう。

ただし、医師ではないので、臨床心理士は診断を下したり、薬を出したりはできません。なかには、医師が臨床心理士の資格も合わせ持っていることもあり、私もその一人です。また国家資格として「公認心理師」という資格も設けられています。

現在、保険診療の精神治療では、残念ながら、医師が毎回、患者さんの話をゆっくりと聞く時間をとりにくいのが実情です。そこで、カウンセリングなどは、医師の指示のもと、臨床心理士らが担当するケースが多くなります。

診察室の様子を「実況中継」風に紹介すると

さて、問診表を書くなどの事前準備を経て、診察室に入ると、どうなるか？ ここからは、私がどのように患者さんを診察しているか、実況中継風にお話ししましょう。

私は、患者さんが診察室に入ってくると、「和田と申します」と、なるべく明るい声で挨拶《あいさつ》します。患者さんの緊張をほぐすためです。とりわけ、私の場合、著書で医学界や厚生行政に対して、かなりキツいことを書いているので、拙著をお読みの皆さんには、私のことを「怖い医者」と思っておられる方が少なくありません。そこで、まずは「思ったよりは、やさしい」という安心感を持っていただけるよう、心がけています。

そして、問診に移ります。その時点で、私は、臨床心理士作成の電子カルテを読んでいるので、患者さんの状態がある程度は頭に入っています。それでも、**生《なま》の反応をみるため、患者さんの表情、態度、声の大きさなどに注意しながら、基本的なことからいろいろと質問**します。

まず尋《たず》ねるのは、むろん「症状」に関することです。「いつごろから症状が出ましたか？」「今、何がつらいですか？」「眠れていますか？」「食欲はありますか？」などと尋ねます。

そして、働いている人に対しては、どんな会社に勤め、どんな働き方をしているかを聞きます。その間、患者さんの話し方、ふるまいなどを観察し、総合的に病状を把《は》握《あく》しようとつとめます。

そうして、診断に移ります。心の病気は、血液検査をしてもほとんど意味がありませんし、レントゲンを撮《と》っても何も写らないので、そうした問診によって診断、病名をつけ、薬を処方します。

私の場合は、高齢者を診ることが多いので、「病名」をつける際、最も注意するのは、「うつ病」と「認知症によるうつ状態」を見誤らないことです。両者では、治療方針が違ってくるからです。基本的には、もの忘れの状態や病識（自分が病気であるという認識）の有無、経過時間などから、両者は見分けることができます。

たとえば、うつ病の人は「もの忘れが増えていることに気づいている」が、認知症の人は「自分がもの忘れしていると、あまり自覚していない」という具合です。また、**うつ病では、たとえば、ほぼ同時期に「物忘れ」と「着替えをしなくなる」といった状況になる**のですが、認知症では、かなりのタイムラグがあるというような症状の違いがあります。

精神科医は「薬」をどう選んでいるのか？

診断にあたって、私は、目の前の患者さんの状態が、うつ病の「診断基準」に当てはまるかどうかを考えます。

現在、わが国の精神科医の多くは、「ICD－10」「DSM－5」という診断基準にもとづいて、うつ病を含む精神疾患の診断を下しています。前者はWHO（世界保健機関）による国際基準ですが、おおむねDSMの内容を踏襲《とうしゅう》しています。DSM－5は、アメリカの精神医学会が作成した精神疾患の診断マニュアルで、最新の知見をもとに、アップデイトされ続けています。たとえば、うつ病の診断基準は次のようになっています。

第一には、2つの基本症状、「憂うつで、気分の落ち込みがある」「興味や喜びの喪失」のうち、1つ以上の症状がみられることです。

そして、第2には、以下の7つのよくある症状のうち、5つ以上の症状がみられることです。その症状は、「食欲の異常（食欲がない、あるいは過食）」「睡眠の異常（とりわけ、早朝覚醒）」「疲れやすい」「自責の念」「思考力・集中力の低下」「そわそわする」「死にたいと思う」の7つのうちの5つです。

そして、以上のような症状が、ほぼ1日中、2週間以上にわたって続き、仕事や家庭などに問題が生じていることが、「うつ病」と診断する条件になります。

また、以上のような症状が一定期間続いてはいるものの、仕事や家事を何とか休まずに続けられている状態のときは、「軽症うつ病」と診断することが多くなります。

そうして、うつ病と診断すると、私も含めた精神科医は、「第一選択薬を何にするか」と考えます。ここが、精神科医の最初の腕の見せどころです。うつ病治療は、当初は「抗うつ薬の投与」が中心になるのですが、抗うつ薬にはいろいろな種類があり、その効果や副作用は一長一短なので、最初に投与する薬選びが、治療全体に大きな影響をおよぼすからです。

現在、私は「ＳＳＲＩ」と呼ばれるタイプの薬を第一選択薬に選ぶことが多いのですが、患者さんの状態や年齢を考慮しながら、その分量や他の薬（精神安定剤や睡眠薬など）を加えるかどうかなどを判断します。

抗うつ薬に加えて、精神安定剤を出すかどうかを考えるとき、私は患者の「足腰」の状態をみます。精神安定剤には**筋弛緩作用という副作用があるため、とりわけ高齢者の場合は転倒の原因になりやすい**からです。一方、若い人に対しても、現在よほど苦しんでいないかぎり、安定剤は使いません。依存症などネガティブな影響もあるからです。

というように、初診の際には、過去の臨床経験や知識をフル動員して、薬を選びます。そうして、薬の処方を決定すると、私は、患者さんに、診断内容、今後の治療方針、処方する薬の効果・副作用などについて説明します。また、**1回で合う薬が見つかることは半分ほどにとどまるので、効果がないときには次の薬を使う**ことも合わせて説明しておきます。

初診では、以上のようなことを、私の場合、おおむね15分程度で行います。患者さんにしてみれば、その時間はあっという間に過ぎると思いますが、医師にとっては慣れた手順であり、事前に臨床心理士の助けを得ていることもあって、初期の治療方針を立て、薬を処方するには、十分な時間といえます。

また、「休職に関する相談」や「傷病手当金の受給」など、手続き的な話をすると、時間がのびることもあります。自費診療のクリニックでは、通常は臨床心理士が行う問診も、私自身が行いますので、50分くらいはかかります。

患者さんは、その後、調剤薬局へ処方箋《せん》を持参し、薬をもらうことになります。

うつ病は、どのような段階を踏んで治っていくのか？
——まずは「急性期」（診断から0～3か月）

以上のような初診から、うつ病治療はスタートするわけですが、うつ病は医師の力だけで治せる病気ではありません。それ以上に、患者さん自身が「十分な休息をとる」ことが必要な病気です。

うつ病と診断されたときには、「ここが人生の正念場」と腹を決めて、長期休暇をとることをおすすめします。この病気は、一か月程度の休みで治る病気ではありません。その程度の休息では、一時的によくなっても、再発の確率が高止まりします。勤めている人の場合、長期休暇をとるためには「休職」することが必要になりますが、その申請方法や多少のコツについては、第5章でご紹介しましょう。

では、初診後、休職・自宅療養する場合、うつ病がどのように治っていくかについて、お話ししていきます。

うつ病の回復過程は、「急性期」「回復期」「再発予防期」の3期に分けられます。各期がどれくらいの長さかは、うつ病は個人差が大きい病気なので、なかなか一般化が難しいのですが、一応の目安として「急性期」は治療開始から3か月間、「回復期」は4か月目からの半年間、「再発予防期」はそれ以降というケースで、話をすすめます。

まず「急性期」に関してお伝えしなければならないのは、この期の初め、つまり医者にかかった直後、「うつ症状がいったん悪化する」ことが珍しくないということです。

医者にかかる前は、気分は落ち込んで体は不調ながらも、なんとか仕事をしていたり、家事をこなしたりしているのですが、「うつ病」と病名がついて休みはじめると、いったんはさらに落ち込み、ますます動けなくなるのです。

さらに悪いことに、**抗うつ薬は、最初の2週間ほどは、副作用（眠気、口の渇き、便秘など）のほうが先に出る**ことがよくあります。「効果（本作用）」が副作用を上回るまでに2週間はかかるので、患者さんには「薬を飲んだら、かえって悪くなった」「医者にかかったら、ますますひどくなった」という人もいるのです。私は、そういうときには、一週間ほど患者さんに我慢してもらい、経過をよく観察し、それでも調子が悪ければ、薬を変えるようにしています。

そして、初期のうちに治療をはじめた場合は、1〜3か月ほどで、症状がかなりよくなることが多いのですが、それでも効かない場合は薬を変えていきます。

患者さんの心得としては、この時期は、とにかく「よく休む」ことが必要です。「休んでなんかいられない」と、ストレスフルな環境で働き続けたりすると、いくら抗うつ薬を投与しても、症状は改善しません。むしろ、悪化が懸念されます。

「休む」ということは、ストレスフルな環境から「離れる」ことです。たとえば、過重労働やパワハラなどが発症の主因とみられる場合には、その環境から離れることが何よりも重要です。

家庭に問題がある場合には、家族と離れて暮らすため、入院が必要な場合もあるでしょう。そうして、ストレスの多い環境から離れることで、初めて抗うつ薬が効きはじめることも往々にしてあります。

急性期の患者さんに心得ておいてほしいこと

とにかくこの「急性期」には、「ダラダラと過ごす」ことです。「気になるから」と、会社に行ったりするのはNG。少し休んで働きはじめ、また具合が悪くなって再び休む——というのは、うつ病を悪化させる最悪のパターンです。

唐突ですが「医す」と書いて何と訓読みするか、ご存じでしょうか？　正解は、

「なおす」ではなく「いやす」です。「医とは、いやすこと」――とりわけうつ病は、患者自身が十分に「休息」をとり、心身を「いやす」ことによって治る病気なのです。

ただ**「ダラダラ過ごす」といっても、学生時代のダラダラ生活のような、夜ふかしや昼夜逆転の生活は禁物**です。時間があるからとゲームにはまったり、配信の連続ドラマを夜中まで見続けたりして、生活のリズムが崩れるとこの病気はよくなりません。規則正しく毎日決まった時間に起き、日の光を浴び、バランスのいい食事をとって、アルコールはなるべく飲まないようにして、夜は決まった時間に布団に入ることで快方に向かっていくのです。

また、自分で「休む期間」を決めないことです。「2か月で治そう」などと下手に決意すると、自分の心にノルマを課し、回復を妨げることになりやすいのです。

むろん、毎日ダラダラ過ごしていれば退屈もします。しかし、ここが我慢のしどころです。とにかく、日がなごろごろする。その思いっきり怠惰な時間のなかで、脳の修復作業が進みます。くれぐれも焦《あせ》りは禁物、心と体をしっかり休ませましょう。

回復期（診断から4～9か月）に、どう「回復」するのか？

　そして、3か月も休んでいると、いったんは「寛解」に達する人が出てきます。「寛解」は、病気自体が完全に治癒したわけではないが、症状がほとんどなくなった状態を指します。うつ病や白血病などの再発しやすい病気では、症状が消えても、「完治」や「治癒」とは言い難いため、この言葉を使います。

　その後は、数か月の間、よくなったり、悪くなったり、ジグザグを描きながら、全体としては快方に向かっていきます。いわば、うつ病は「波」のような病気で、大波、小波、さざ波、いろいろな波が押し寄せてきます。その**波の大きさ**（**悪化**

の幅）をなるべく小さくし、症状の重い期間をなるべく短くするのが、うつ病治療であり、抗うつ薬の役割といえます。

そうして、抗うつ薬を適切に飲み、よく休息し、規則正しい生活を送っていれば、治療がうまくいっている場合には、回復期の中盤以降、症状は改善し意欲も戻りはじめます。

しかし、そこがこの病気の落とし穴でもあります。うつ病治療で最も失敗しやすいのは、この回復期の中盤から後半あたりなのです。この時期、少し元気になると、暇を持て余して仕事に戻ったりして心身を疲れさせ、元の木阿弥になってしまう人が少なくないのです。

あるいは、この時期「時間があるから」と、資格の勉強をはじめる人がいます。真面目な人ほど、休んでいる時間を有意義に使おうと考えるのです。その心がけは立派ではありますが、おすすめはできません。

そもそもうつ病になると、頭の働きが落ちています。勉強が思うように進まず、自己嫌悪に陥り、さらに落ち込んで症状が悪化するということになりやすいのです。また「この際、ピアノを弾けるようになろう」などと、新しい習い事に通うのも、同様の理由からおすすめできません。

また退屈を持て余すあまり、いい機会だからと「旅行」に出かける人もいます。しかし旅先では、慣れない環境のなか、心身を消耗する人が少なくありません。そもそも、旅先でのいろいろな経験や出来事を楽しめないから、うつ病なのです。なかには、枕が変わっただけで眠れなくなる人もいます。そうして疲れ果てて帰ってきて、症状が悪化するということもままあります。

この回復期の退屈さに耐えるのが、次の我慢のしどころです。周囲の人も、「気晴らしになるから」と、下手に温泉旅行などに誘ったりしないことです。

なおこの回復期、少し元気が出てくると、「大きな決断」をする人がいるのですが、それも避けたほうが賢明です。たとえば、会社の上司がストレス源となってうつ病を発症した人も、「会社を辞める」という決断は先送りすることです。ゆっくり**休んでから復帰すれば、嫌な上司はいなくなっているかもしれない**のです。

回復期の過ごし方として、おすすめの「時間のつぶし方」をあげておきましょう。

まずは自分の部屋を掃除したり、簡単な料理をするなど、日常のなかで軽い運動になることをおすすめします。ちょっと散歩に出かけたり、少し離れた店にランチに出かけるのもよいでしょう。

そうして、回復期をのんびりと過ごしていると、その後半には社会復帰が視野に入ってきます。ただ、くれぐれも社会復帰や復職を焦らないように。真面目な人ほど、「もう、よくなった。大丈夫だ」と焦って社会復帰しがちですが、する

回復期（4〜9か月）	再発防止期（1〜3年）

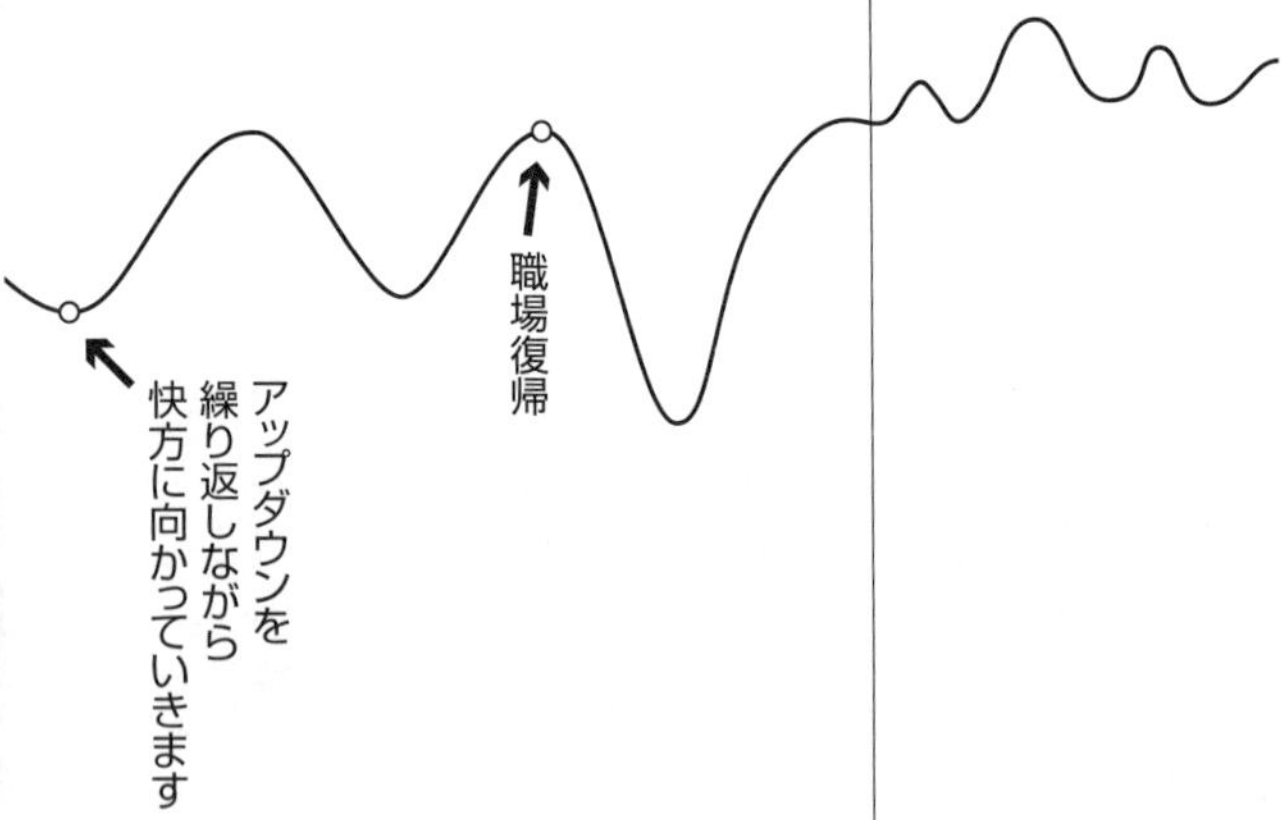

回復期（4〜9か月）

・職場復帰すると、多くの人は症状が一時的に悪化しますが、時間とともに回復していきます。

・この時期の後半にカウンセリングを行う場合もあります。

再発防止期（1〜3年）

・この時期にも、心身のアップダウンは続きます。

・薬を飲みながら、再発の防止につとめる時期です。

●「うつ病」は、このようにアップダウンを繰り返しながら、治っていきます。

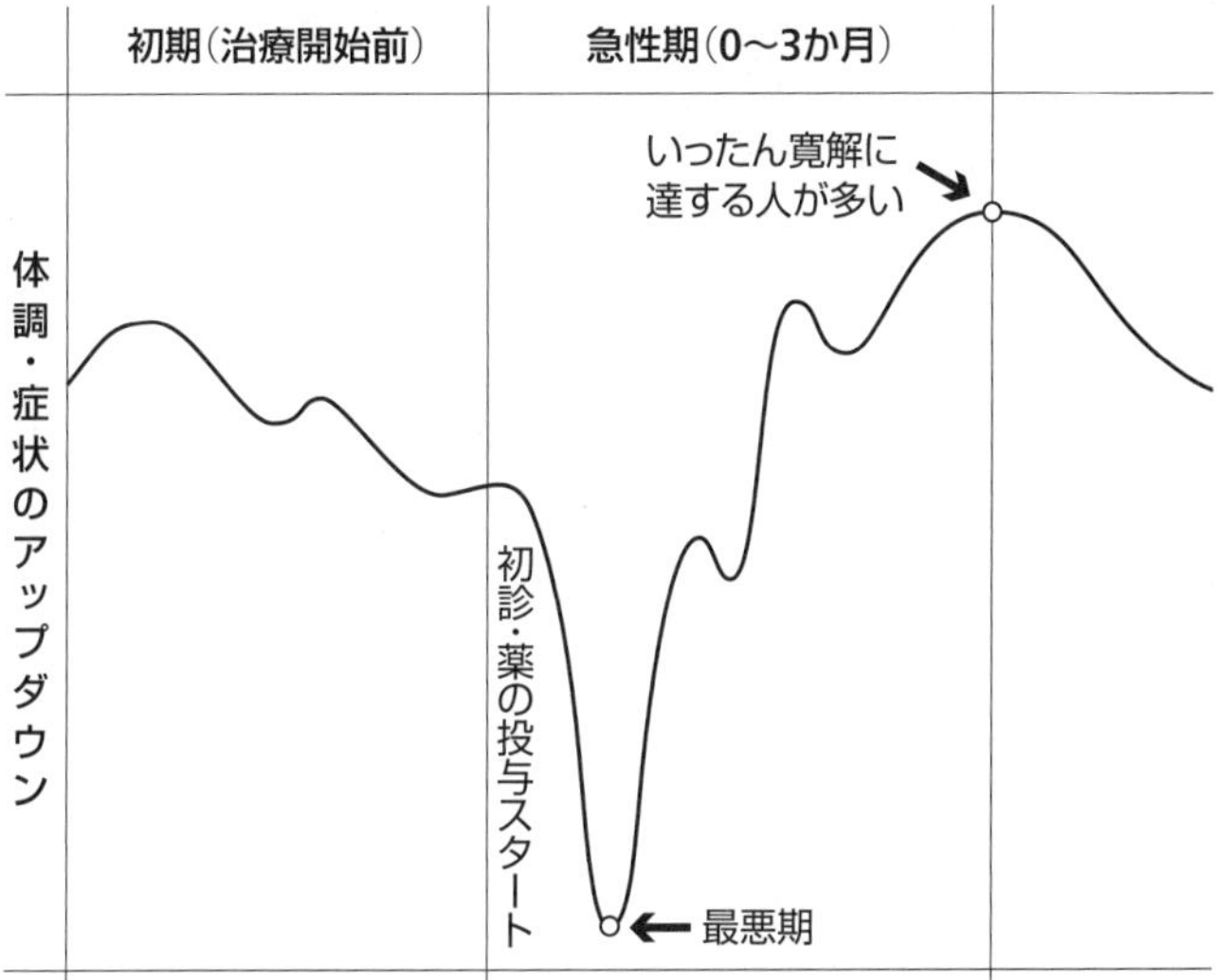

・治療をはじめる前には、調子は悪いものの、最後のがんばりで、最悪の状態には至っていません。

・初診を終え、薬の投与が始まると、心身の状態は最悪期を迎えます。心の最後の張りが失われ、またうつ病の薬は、副作用が先に出るためです。

・アップダウンを繰り返しながら症状が回復・安定する時期です。

とてきめんに再発して、この病気をこじらせることになりがちなのです。

社会復帰を進めるのは、主治医から、「かなり、よくなりましたね。そろそろ、社会復帰の準備をすすめてもいいでしょう」という意味のことを言われてからにするのが賢明です。その準備のひとつは体力の回復です。

半年以上もダラダラしていると、体力が相当落ちているので、散歩の距離をのばしたり、ストレッチ、テレビ・ラジオ体操、水中ウォーキングなどをしながら、体力回復につとめるといいでしょう。

再発予防期(1〜3年)、「うつの壁」を乗り越える過ごし方

これまでに述べたように、うつ病は、いったん寛解に至っても再発しやすい病気です。具体的にいえば「寛解」状態が安定し、医師から「そろそろ、いいでしょう」と言われて社会復帰しても、うつ病の場合まだ安心はできません。再発す

る確率が高いからです。

しかも厄介なことに、うつ病は再発を繰り返すたびに、その後の再発リスクが高まっていきます。1回目の**再発率は60％程度ですが、2回目は70％、3回目以上になると90％もの人が再発する**のです。

さらに、うつ病は再発するたびに、厄介になる病気です。脳に変性が生じたり、治療抵抗性が生じて、治りにくくなっていきます。下手をすると、生涯うつ病に苦しめられることになりかねません。だからこそ、初発時にしっかり治療し、再発を防ぐことが大切です。

ただしうつ病の再発時期は、個人差がひじょうに大きく、いつ再発するかは、医師にも見当がつきません。月単位の期間で再発することもあれば、30年後に再発することもあるのがこの病気です。

少なくとも初発の場合、復職後、その後も1年程度は通院し、抗うつ薬も最低維持量（最低限の用量）は飲み続けたほうがいいでしょう。再発の場合は、治りにくくなっているので、1〜3年は薬を飲むことが必要になります。

なお58〜59ページの図表は、以上述べてきた、うつ病の回復過程をまとめたものです。合わせてご参照ください。

再発を防ぎ、うつ病にピリオドを打つ10の心得

また再発を防ぐため、職場復帰にあたっては、会社や上司とよく相談し、心身に負担のかからないように、仕事を再開することをおすすめします。

しかし現実問題として、職場や家庭の「環境」を大きくは変えられないという人もいるでしょう。うつ病発症の原因が職場にあったとしても、多くの人は、良くなるとその職場に戻り、前と同じように働くことになります。すると再びうつ病の原因となった環境に身を置くことになり、体と脳に再度ストレスをためこむ

ことになりやすいのです。

一方転職しても、そこには、新たなストレス源が待ち構えています。新しい環境に慣れるには、心のエネルギーを必要としストレスもたまります。そのため**転職や引っ越し、離婚といった環境変化は、うつ病の再発原因になりやすい**のです。

またうつ病は、治療に時間がかかるため、その間に患者が勝手に「治療」をやめてしまうことも、再発率が高いことの原因です。寛解した時期に「もう治ったから」と薬を飲まなくなったり、勝手に量を減らしたりして、症状がぶりかえす患者さんが少なくないのです。

たしかに、薬を飲むと、だるくなる人も少なくないのですが、薬をやめて悪くなるよりはマシと思うしかありません。

それらの点を含めて、この章の最後に、「うつ病の再発を防ぐ10の方法」を一覧表［表3］にまとめておきます。ご参照ください。

[表3] うつ病の再発を防ぐ10の方法

1	仕事にしても家事にしても、発病前と同じ状態にはしない
2	社会復帰によって生じる問題を一人で抱え込まず、周囲とよく相談する
3	うつ病になりやすい自分の性格を自覚する
4	仕事に関して、「手抜き」を悪いことと考えないようにする
5	病気になる前のように、根を詰めて仕事をしない
6	自分なりの気分転換法を見つける
7	しっかりと休息をとる
8	規則正しい生活を送る
9	アルコールはなるべく飲まない
10	引っ越し、転職、離婚など、大きな環境の変化があったときには、とくに再発に注意する

第2章
ストレスをためにくい、頭の切りかえ方

うつの主原因「ストレス」を軽減する2つの方法

近年うつ病の患者数が、ますます増えています。私が精神科医になった35年前、うつ病と統合失調症の患者数はほぼ同数だったのですが、その後、後者の患者数が横這《ば》いなのに対して、うつ病の患者数は約３・５倍にも増えているのです。

ＷＨＯ（世界保健機関）によると、人口の約５パーセントがうつ病と推定されているので、その比率をわが国の人口に当てはめると、約６００万人の人が、この病を患っていることになります。そのため、近年患者数が増えているのも、昔よりうつ病が増えているからではなく、医者にかかる人が増えているというのが実情だと思います。

また生涯有病率（一生のどこかで、その病気になる比率）では、男性は６人に一人、女性は４人に一人なので、生涯のどこかで、そのくらいの割合でこの病気にかかると推定されています。このような状況のなか、うつ病に関する基礎知識、そして「予防法」を知っておく重要性は、非常に高いと思います。

さてうつ病は環境的には、**ストレスの多い状況に身を置くことで、脳のハード面、ソフトウェア面双方のバランスが崩れ、発症する病気**といえます。普通は気分が落ち込んでも、しばらくすると回復するものですが、強いストレスが持続的にかかると、落ち込みから回復できなくなり、うつ病を発症することになるのです。

「最近、ずっと気分が晴れないな」「妙にイライラしているな」と感じたら、それはストレス由来の精神の不調かもしれません。心身からの警告反応と受け止めて、早期に手を打つことです。放っておくとうつ症状が現れ、やがてはうつ病に発展していきかねません。

では、どうすれば、ストレスから心や体を守ることができるか——それには、ストレスを軽くするような「考え方」と「暮らし方」をすることが必要です。同じレベルのストレス源にさらされていても、身についた「考え方」や「暮らし方」によって、ダメージの大きさが変わってくるからです。

そこで、この第2章では、ストレスの影響を受けにくい「考え方」についてお話しし、次の第3章では、ストレスをためない「暮らし方」について紹介していきます。

なお細かくいうと、「ストレスとは、外界からの刺激によって起きる精神的緊張」のことで、その刺激の原因となるものを「ストレッサー（＝ストレス源）」、それによって引き起こされる反応を「ストレス」と呼んで区別します。一般的には両者を含めて「ストレス」と呼び、本書でも一般的な使い方に従いながら、意味をはっきりさせたいときは、ときおり「ストレッサー」や「ストレス源」という言葉を使います。

ストレスを感じるも感じないも、「考え方」しだい

では「考え方」や「ものの見方」がうつ病とどのように関係するか、お話ししていきましょう。

人が、なぜうつ病になるのか？――その原因をめぐって、今、基本となっている考え方は「脳内の神経伝達物質の不足が原因」とみる仮説です。私もそれが「一因」であることは間違いないと思いますが、過去の臨床経験から、それが「すべて」でもないとみています。

同物質の不足は、いわば「脳のハード」面の故障ですが、それとともに、うつ病には「脳のソフトウエア」面の故障が、大きく関係していると考えているのです。

具体的にいえば、「脳のソフトウエアの故障」とは、その人の偏った「考え方」や「ものの見方」のことです。私はそれらを改めないかぎり、うつ病の予防、根本的な治療、再発の防止はできないとみています。

さらにいえば、今基本とされる原因説では「神経伝達物質の不足によって、考え方や気分を正常に制御できなくなる」と考えますが、私は「その逆」も大いにありうると考えています。つまり、悲観的すぎたり頑固すぎたりするなど、「考え方を正常にコントロールできないから、神経伝達物質が減る」こともありうると推論しているのです。

実際「この患者さん、考え方が変わったな」と思うと、その後病状がよくなるケースが少なくありません。とりわけ軽症のうつ病の場合など、薬を使うまでもなく、「考え方が変わる」だけで症状が好転することが多いのです。

そもそも**ストレスをためこみやすいかどうかには、その人の「考え方」が大きく関係**します。たとえば、次の2つのものの見方のうち、どちらがストレスをためこみやすいでしょうか？

A「もう半分しかない」

B「まだ半分もある」

あるいは、

A「残り1日しかない」

B「まだ丸1日も残っている」

むろん、ともにAのほうがストレスをためやすく、Bのほうがためにくいことは明らかでしょう。Aのように物事をネガティブにとらえれば、焦りや不安がつのるばかりですが、Bのようにポジティブに考えれば、ストレスはやわらぎ、むしろやる気が湧《わ》いてくるはずです。

コロナ禍の影響にしても、「何かと仕事がやりにくくなった」とネガティブにとらえた人もいれば、「リモート勤務で、職場の人間関係に悩まされることがなくなった」や「通勤時間をはぶけて、能率が上がった」とポジティブにとらえる人もいました。もちろん、前者のように考える人は、なにかとストレスをためやすく、後者のようにとらえる人のほうが、メンタル面では健康でしょう。

うつになりやすい「12の考え方」があります

ストレスをためやすく、うつ病になりやすい人には、共通した思考パターンがあります。それを発見・提唱したのは、米国・ペンシルバニア大学の精神科医アーロン・T・ベックとそのチームでした。ベックは、１９６３年にうつ病の「認知療法」を創案した研究者です。

それ以前のフロイトの流れをくむ精神医学では、「なぜ、うつになったか」という原因を突き止め、その原因をとりのぞくことで、問題を解決しようとしていました。しかし、そうした精神分析的な手法では、時間がかかるわりに治療効果が上がっていませんでした。

そこでベックは、**うつ病を治療するには、その原因を探るよりも「認知の歪**

み」（おもに、物事を悲観的にとらえすぎる傾向）を修正するほうが近道になると考えました。そして、「ものの見方」を変える認知療法を創案、その療法が効果をあげて、その後、認知行動療法に発展、うつ病の精神療法のメインストリームとなったのです。

さて、彼とそのグループは「うつ病にかかりやすい人の思考パターン」を12種類に分類し、「不適応思考」と総称しました。その12の思考パターンは、81ページからの表にまとめておきましたが、そのなかでも、私が「最も避けるべき」と考える2つの思考パターンについてお話ししていきましょう。

まずは〝灰色〟を認めない「二分割思考」を避けましょう

第一には、「二分割思考」に陥らないことです。

「二分割思考」とは物事を両極端に分け、中間を認めない考え方です。たとえば試験で「満点でなければ、０点でも同じ」と考えたり、書類を作成したとき、漢字の間違いが一つあるだけで、「ダメだ！　私は何をやっているんだ」と落ち込むような考え方です。

このように、すべてを「１００点か０点か」「白か黒か」のように考える人は、人間関係にしても、仲のいい人から一度批判されただけで「敵に回った」と考えたりします。

このように、「成功か失敗か」「善か悪か」「敵か味方か」のように、何でも二分割して考え、世の中にその中間、グレーゾーンがあると考えない（認めない）タイプは、ストレスをためやすく、うつ病にかかりやすい傾向にあります。

またこのタイプは、うつ病発症後、治療を受けて治りはじめても、なかなか「よくなってきた」と考えられません。「病気になる前の自分と比べると、全然ダメ」と、自分の病状に関しても二分割思考しがちなのです。むろんそれは、**治り**

にくく、またいったん寛解に至っても再発しやすい考え方です。

とりわけ高齢になるほど、「二分割思考」に陥らないように注意したいものです。年をとり脳（前頭葉）が縮んでくると、いよいよ「物事を決めつける」傾向が出てくるからです。中年期までは「白と黒の間には、幅広いグレーゾーンがある」と柔軟に考えていた人も、そうしたバランスのとれた思考ができなくなり、「頭が固くなった」「頑固になった」といわれる状態に陥りやすいのです。

人間関係でも、それまで何十年もつきあってきた友人と、ささいな諍《いさか》いをきっかけに、「あいつは許せん」と絶交したりします。そのように認知が歪むと、他の要因と相まって、老人性のうつ病を発症することにもなりやすいのです。

以下、「二分割思考」を避ける考え方をいくつかあげておきましょう。×のように考えるのではなく、○のようなものの見方ができるようになるとストレスに強くなり、うつ病を予防することができます。

×つねに100点をとらなければならない
↓○70～80点とれていれば十分。平均点は超えているのだから
×ビジネスマンたるもの、つねに仕事のことを考えているべきだ
↓○会社を出たら、仕事のことは考えなくていい。休日は仕事をしない
×私のことなんか、誰もわかってくれない
↓○私の考えを理解してくれる人もいるはず
×何でも自分でやらなければならない
↓○人にまかせられることは、まかせたほうがいい
×病気になって、家族が迷惑している
↓○家族は心配してくれているし、必ずしも迷惑をかけているわけではない
×もう歩けない

↓〇杖をついたら歩ける。車椅子を使えば、外に出られる

「かくあるべし思考」がイライラを招きます

もうひとつ、警戒すべきは「かくあるべし思考」(should 思考) です。ストレスを感じやすく、**いつもイライラしている人には、何事も「かくあるべし」と、杓子定規《しゃくしじょうぎ》に考えるタイプが多い**のです。

たとえば、ファミレスで、係の人がなかなかオーダーをとりに来ないとします。すると、このタイプは「客商売なのだから、すぐにオーダーをとりにくるべきだ」と考え、イライラし、ストレスを感じます。

あるいは、上司と食事をしたとき、割り勘とわかると「上司がおごるべきだ」と不満に思います。また少し世話をした人から、その後挨拶がないと、「礼状くらい寄越すべきだ」と、イライラをつのらせるという具合です。

こうした「かくあるべし思考」は、もちろんストレスの呼び水になります。「こうあらなければならない」という定式に従っていないことすべてに対して嫌悪感を抱き、その嫌悪感がストレスを生み出します。自分の判断基準がつねに正しいとは限らないのに、「○○でなくてはならない」と決めつけるため、ストレスはたまる一方になります。

そうして周囲に対してイライラし続けていれば、むろん対人関係は悪化します。周囲と衝突することが多くなり、それがまたストレス源になるのです。

また、「働く」ことに関しても、「サラリーマンは休んだら終わり。休むわけにはいかない」「休んだら、会社も自分もダメになってしまう」などと考えると、**さらに疲れとストレスをため、人とぶつかるというような悪循環が起きる**のです。

そうした「かくあるべし思考」を避けるため、次の２つのことを自覚しておきたいものです。第一には「自分の考え方が、絶対的に正しいとは限らない」、そして第二には「自分とは違う考え方もある」という2点です。

そして、人の意見に対して「彼の意見はおかしい」と考えるのではなく、「人それぞれ考え方は違う」「そんな考え方もあるかもしれない」と思えるようになると、ストレスが減るうえ、思考の幅を広げることができます。

たとえば「家事は妻の仕事」と決めつけるのではなく、「家事は、夫婦（家族）のうち、時間のあるほうがすればいい」や、「家事は、家族が助け合ってするもの」と柔軟に考えられるようになると、奥さんや他の家族に対するストレスは軽減し、また家族のあり方に関してより複眼的に考えられるようになります。少なくとも家事が、妻の仕事とは限らないと思えるとだいぶ違うでしょう。

働き方に関しても、「休むわけにはいかない」という頑《かたく》なな考え方を捨て、「疲れれば休むのは当然」「休まないと人間はもたない」とやわらかく考えられるようになると、ストレスは少なくなりうつ病も遠のいていきます。

また、「かくあるべし思考」を避けるため、もう一点重要なことは、自分がどんな「ルール違反」に対して敏感なのか、把握しておくことです。

どんな人にも、敏感に反応してしまう事柄があるものです。「時間にルーズなことが許せない」人もいれば、「不潔さに対して我慢できない」人もいます。そうした自分の傾向（あるいは偏向）を自覚していれば、「かくあるべし思考」に陥りにくくなります。たとえば、**自分が「時間」に人一倍うるさいことを自覚していれば、遅刻者に対するストレスが軽減**します。

私の場合は、30代半ばになって、「自分が人よりもせっかち」ということをようやく自覚しました。われながら遅かったとは思いますが、それでも、以後は対人関係が良好になり、ストレスを感じにくくなったものです。

ストレスをためこみ、うつ病を招きやすい「12の不適応思考」

〈二分割思考〉 本文で述べたとおり、何事も白か黒か、０か１００かと二分割し、中間やグレーゾンを認めない考え方です。

〈過度な一般化〉 一つの出来事から、全体を判断する傾向です。たとえば、新入社員の一人がミスをしただけで、「今年の新人は使い物にならない」と、話を新入社員全体に広げ、決めつけるような傾向。おおむね、「関西人は～」「女は～」などと、「大きな主語」を持ち出すときは、「過度な一般化」をしているものです。

〈選択的抽出〉 物事には、いい面もあれば、悪い面もありますが、そう考えることができず、物事の一面にだけとらわれる傾向です。「自分の悪い面ばかりを気にする」「悲観的なニュースばかりに目を向ける」ような傾向を指します。うつ病の人は、「悪い面だけを見る」という選択的抽出に陥りがちで、悲観の悪循環に陥りやすくなります。

〈肯定的な側面の否定〉 何もかも「価値がない」「意味がない」と否定する傾向。肯定的な側面を否定し、世の中を悲観的にみる傾向です。たとえば、うつ傾向の人は、ほめられても素直に受け入れられず「どうせお世辞」と考えがちです。

〈読心〉「あの人は、私を嫌っているに違いない」などと、相手の気持ちを「勝手読み」し、決めつける傾向です。うつ傾向が強まると、「あの人は、私を馬鹿にしているに違いない」「あの人は、私を追い出そうとしているに違いない」というように、相手の気持ちをネガティブに想像しやすくなります。

〈破局視〉将来、破局する（最悪の事態が起きる）と決めつける傾向です。「占い」のなかでも、最もネガティブな予想にとらわれる傾向です。うつ傾向が強まると、たとえば、病気に関して「もう治る見込みがない」「自分はこのまま寝たきりになる」などと考えがちです。

〈占い〉将来に対するネガティブな予想を、事実のようにとらえる傾向。たとえば、異性との交際の将来に関して、「どうせ私は捨てられる」と否定的な予想をするような傾向です。このタイプは、「妻は、やがて離婚を切り出すに違いない」や「私は孤独死するに違いない」などと考えがちです。

〈縮小視〉自らのことを、ことさらに価値がないととらえる傾向。周囲は評価していても、自分では「自分なんか、とるに足らない存在」「自分の人生は本当につまらないものだった」などと考えがちです。

〈情緒的理由づけ〉 現実ではなく、気分によって判断する傾向。このタイプは、自分が落ち込んでいるときには、「悪いことが起きるにちがいない」などと決めつけます。

〈レッテル貼り〉 物事に、わかりやすいレッテルを貼りつける思考パターン。うつ傾向が強まる時に少しでも失敗すると、たとえば「私は負け組だ」というようにネガティブなレッテルを貼り、物事のマイナス面ばかりに目を向けるようになります。

〈かくあるべし思考〉 本文で述べたように、定式にとらわれたものの考え方です。

〈自己関連づけ〉 物事には「自分」以外にも、さまざまな要因が関係しているのに、自分が最大の原因であると思い込む傾向。このタイプは、成功も失敗もすべて自分のせいと考え、過度の責任感からメンタル面に変調をきたす傾向があります。

以上のような考え方を避けることが、うつ病の予防につながります。こうした思考パターンに陥らないようにするには、**いろいろな人と付き合い、いろいろなことを話し、自分の思考の偏りに「気づき続ける」**ことが必要です。

「人間関係」でストレスをためない5つの心得

ここからは、ストレスを軽くし、うつ病を予防するためのより実践的なコツについて、お話ししていきましょう。以下は、私がカウンセリングや患者さんとの雑談でもよくお話ししている、人間関係に関する「考え方のコツ」です。

●「上司とは合わなくても当たり前」と割り切る

人は「自分のことを自分で決めたい」という自己決定欲求を備えています。しかし仕事では、上司の命令に従わざるをえません。そうは承知していても、「他者」に従ってばかりいると、欲求不満がつのり、ストレスを感じます。

だから、「上司が不愉快なのは、人間心理の必然」と割り切りましょう。この世の中、「上司と合う人」なんて1割もいないと思います。「上司は頭に来るもの」「合わなくて当たり前」と最初から割り切っておけば、ストレスを感じることも減るはずです。

●「みんなに好かれないとダメ」とは考えない

人との関係をよくするには、まずは自分の認知を変えて、「(相手とではなく)自分との関係をよくする」ことが必要です。

たとえば、**この世の中、気が合わない人がいるのは当然のこと**です。その際「嫌われるのは、自分のどこが悪いからだろうか?」などと自責的に考えず、「合わない人がいるのは仕方がない。人に嫌われることもある」と認知を変えれば、悩みは消えていきます。世間には、いろいろな人がいます。「7〜8割の人と、まあまあうまくやっていれば十分」と考えれば、人間関係のストレスはかなり消えていきます。

●「この人は、こういう人なんだ」と割り切る

長い人生、ときには「困った人」と付き合わざるをえないこともあります。自己主張が激しい人、空気が読めない人、気分屋などと付き合うときは、「この人は、こういう人なんだ」と割り切って、付き合うしかないでしょう。

そうしたタイプに、文句を言ったところで、相手は変わってくれません。相手に変わってもらおうとするのではなく**「こういう人なのだから、仕方がない」と割り切り、しばしの人生修行と心得て、深く付き合わないようにすればストレスを軽減**できます。

●相手に過度の期待をしない

たとえば会合の招待状を出したのに、来てくれなかった人に対して「薄情な人」とストレスを感じるのは、相手に過度の期待をしているから。そもそも、相

手にも都合があります。「来てくれない人はそれでいい」くらいに考えれば、楽に生きられます。

●機嫌の悪い人とは、なるべく付き合わない

感情は「感染」します。とりわけ、マイナス感情はマイナス感情を呼びます。不機嫌になりたくなければ、いつも不機嫌な人にはなるべく近づかないことです。仕事の関係などで、そうもいかないときでも、なるべく接触回数を減らし、プライベートにまで付き合いを広げないのが得策です。

「失敗しても、落ち込まない」考え方

仕事でストレスをためやすいのは、むろん仕事がうまくいかないときや、失敗をしたときでしょう。仕事でつまずくと、自己嫌悪に陥るうえ、上司や取引先に

叱責されストレスがたまります。この項では、仕事がうまくいかないときでも、大きなストレスをためこむことなく、切り抜ける「考え方」についてお話ししましょう。

●「これしかできなかった」ではなく、「これだけできた」と考える。

これは、ストレスを軽減するための「鉄則」的な考え方です。成果が上がらないとき「これだけしかできなかった」と考えると、気分がますます落ち込みます。成果がまったくゼロということもないでしょうから、「ここまでは、できた」「これだけは、できた」と認知を変えれば、前向きな気分になれます。

●失ったものを嘆かない

「逃がした魚は大きい」という言葉がありますが、人間、手に入らなかったものを過大評価しがちです。しかし**失敗をひきずらないためには、「失ったものを嘆かない」こと**です。失ったものを嘆いたところで、過去には戻れません。「逃がした魚は雑魚《ざこ》だった」と思いましょう。

要するに、失敗を重大視しないことです。たとえば契約がダメになっても、それで世の中終わりではありません。「契約がダメでも、ゼロに戻っただけ」や「これで、もっと有望な会社に売り込むチャンスができた」と、多少強引にでも前向きに考えれば、メンタルを健康に保つことができます。

●「他の人は、自分の失敗なんて覚えていない」と考える

失敗をひきずらないためには、「自分の失敗なんて、誰も気にしていない」「見てもいないし、覚えてもいない」と考えるのが得策。これは、「自分」が「他の人」をどの程度見ているかを考えると、よくわかるはずです。今あなたは、誰か

他の人の失敗を記憶しているでしょうか？　まず思い当たらないはずです。

●こんなふうに「見方」を変えれば、ストレスはたまりません

以下は、仕事のストレスを軽くする「認知の変え方」です。仕事がうまくいかないと、「×」のようなセリフが頭をよぎるものですが、そんなときは、○のように「ものの見方」を変えるといいでしょう。認知を**少しでも気楽なものに変えられれば、意欲が湧いてくる**うえ、うつの予防になります。

×全然、ダメだった ↓ ○やれるだけのことは、やった
×失敗した。もうダメだ ↓ ○人生、七転び八起き
×失敗したら、どうしよう ↓ ○失敗して、もともと
×自分はいつも失敗ばかりだ ↓ ○失敗を活かして次につなげよう、次はきっ

と大丈夫

×こんな失敗をするなんて、自分は無能だ ↓ ○失敗することもあるけれど、まあまあ人並み

×失敗したのは、自分の努力が足りなかったからだ ↓ ○無理なものは無理。世の中、失敗はつきもの。新しいことをしようとすれば、失敗も当たり前

×お先、真っ暗 ↓ ○悪いことはそうは続かない。人間万事塞翁が馬

×すべてが思うようにいかない ↓ ○うまくいっていることもあるから、大丈夫

×やることなすことうまくいかない ↓ ○いずれ、いいこともあるはず。思い起こせば、うまくいったこともある。

×全部、ムダだった ↓ ○人生にムダはない。いい経験になった

「いいことしか書かない日記」をつけてみましょう

うつ病治療などに使われる「DTR」（非適応的な思考の記録）と呼ばれる治療法があります。患者がカウンセラーの指導を受けながら、自分の感情や思考について書き出し、客観的に評価する手法です。文字に書き起こすことによって思考の歪みをはっきりさせ、思考パターンを変えていく手法といえます。

この方法は、カウンセラーの指導を受けないでも十分に使えます。要するに、「日記」をつければいいのです。

文章に書き起こすと、自分の感情や思考、行動を客観的に見直すことができます。たとえば、今不安に思っていることを文章にすると、中身を可視化できます。すると、それだけで不安感情が消えていくことがあるのです。

私がおすすめしたいのは、「いいことしか書かない日記」をつけることです。日々の出来事のなかから、不快な話や落ちこむような話は一切書かず、明るい話だけを綴《つづ》るのです。たとえば**映画の感想を書くときでも、欠点をあげつらうのではなく、面白かったところ観てよかったと思うところだけ**を記します。

アメリカで、次のような実験が行われたことがあります。30人の被験者に、毎晩寝る前に、その日にあった楽しかったこと、うれしかったことを3つずつ書き出してもらったところ、1週間後、その人たちはうつ状態を表すスコアが下がり、自分を「幸せ」と感じる幸福度のスコアが上昇したのです。

「いいこと日記」に書き出すのは、ほんのささいなことでＯＫです。思いあたるような「うれしいこと」が何もなければ、「今日は一日よく晴れていて、気分がよかった」でもいいのです。

そうした前向きな言葉、あるいは思考は、気分を明るくする材料になります。いいことばかりを綴るうちに、鬱々とした気分が消えていくことが多いのです。

悲観的になったときは、「逆接の接続詞」を繰り出しましょう

同じ出来事でも、解釈の仕方は人それぞれです。うつ病になる人は、うつ病になるように解釈します。

たとえばリストラにあったとき、うつ傾向の人は「これで、経済的に行き詰まってしまう」↓「人生、これで終わり」↓「死ぬしかない」というように考えがちです。

一方、うつにならない人には「リストラされた」↓「ラッキー！　これで嫌な上司から解放される」や「これで、合わない仕事をすっぱり辞められる」というように、リストラされたことでさえ、明るく前向きにとらえる人もいます。

当たり前のことながら、人間は「言葉」で考えます。「考え方を変える」ということは「言葉を変える」ことであり、それは次のコツを知っていれば、簡単にできることです。ネガティブな思考にとらわれたとき、**とりあえず「だが」や**

「でも」と続けてみるのです。そうした逆接の接続詞を使って、マイナス思考を断ち切るのです。

たとえば、「今日は、一つもいいことがなかったな」と思ったときには、「だが、さして悪いこともなかった」と考えてみるのです。すると人間不思議なもので、簡単に気分が変わります（本当のうつ病のときはそうとは限りませんが）。

また失敗したとき、「すべては自分の責任」と考える人がいますが、心の健康のためには、「自分だけの責任ではない」と開き直ることも必要です。すべてが自分の責任のように思えたときは、そのあとに「だが」や「でも」と続けてみましょう。「だが、時期が悪すぎた」「でも、所詮《しょせん》は無理な話だった」のように〝責任転嫁〟するのも、メンタルヘルスのためには必要なことなのです。

この「逆接の接続詞を使う」という方法は、カウンセリングでもよく使われるテクニックです。自己否定に陥っているクライアントを、「だが、しかし」と導

く と認知を変えるきっかけになります。

とにかく、マイナスのセルフトークをマイナスのまま完結させないことです。「うまくいかない」と思ったときは「だが、そう悪いわけでもない」「ついていない」と思ったときは「でも、最悪の事態ではない」と考えてみましょう。

たとえば、「お金がないから、遊びにも行けない」と思ったとき、「だが、お金をかけない楽しみ方もある」と考えれば、ストレスはあまりたまりません。

たとえば、サイクリングは、自転車さえ持っていれば、お金をかけずに楽しめます。「お金はない。でも、今日は天気がいいし、サイクリングに出かけようか。筋肉も付いて一石二鳥」と考えられる人は、うつとは無縁でしょう。

人も自分も「ネガポジ変換」すれば、うつな気分は消え去ります

また、相手や自分の「短所」に目がいくと、ストレスをためこむことになりが

ちです。たとえば、他者に対して、「うちの上司は、なんであんなに気が小さいんだ」「融通《ゆうずう》がきかないんだ」というように思うと、不愉快になり、ストレスがたまっていきます。

しかし、この世の中、何事にも「両面」があります。短所の多くは、長所と見ることもできます。たとえば、「気が小さい」人は、「慎重で大きな失敗をしない人」でしょうし、「融通がきかない」人は、「誠実でルールを守る人」と見ることもできるでしょう。

そのように、ネガティブな面だけでなくポジティブな面も見る「ネガポジ変換」は、対人感情をコントロールするうえで、重要なコツといえます。人とつきあう際、相手の短所を長所に言い換えるような心の余裕があれば対人ストレスは減っていきます。

この「ネガポジ変換」は、自分に対して使うこともできます。自分の欠点を

「いい意味」に翻訳すれば、無用に落ち込むことはなくなります。

たとえば、**「自分は話が下手」と思っている人は、「自分は朴訥《ぼくとつ》としたしゃべり方が持ち味」と言い換えてみる**のです。あるいは、「押しが弱くてアピールできない」と思っている人は、「謙虚で好感を持たれる」と考えてみます。

このように、自分の〝いいところ〟に目を向ければ、自然とストレスは軽くなっていくはずです。

●気楽になるものの考え方トレーニング

頭の中に、ネガティブな言葉が浮かんだとき、どう言い換えれば、明るい気分になれるのか、認知の歪みをただすことができるのか——いろいろな言い換えパターンを紹介しておきましょう。

×あの人に比べて、自分はダメ
　→**○自分は自分、あの人はあの人**

×のような自己否定の言葉を使うと、自分で自分の心にトゲを刺すことになってしまいます。○のように考え、「自分には、自分にしかない良いところがある」と思えれば、うつな気分は遠のいていきます。

×今さら遅い
　→**○今からでも遅くはない**

よく使われる言い回しですが、「人生に、今日より若い日はない」のです。たとえば、「もう、50歳」と思ったときは、「まだ、50歳」と言い換えてみましょう。

×この先、どうなるんだろう
　→**○どうなるかわからないから、人生面白い**

「12の不適応思考」の項で述べたように、将来を悲観視する「占い」や「破局視」は、不適応思考のひとつです。×のような先行きに対する不安が生じたときは、頭の中で、○のようにつぶやいてみましょう。前向きな気分になれるものです。

×あれもできなくなった。これもできなくなった
　→**○まだ、あれもできる、これもできる**

高齢になると、×のように考えがちです。老人性うつ病を防ぐ

ためにも、認知症の介護をする際にも、○のように前向きに考えることが大切です。

×こんなに怠けていていいのだろうか
　→**○こんなときに無理をしても、**
　　ろくなことはない

うつ病治療の回復期などには、×のような自責の念にとらわれるものです。そんなとき、○のように、開き直ることができれば、気分は楽になり、病気も治りやすくなります。

×これでいい
　→**○これがいい**

×のように考えると、不満な気分が残ってしまいます。そうした負の感情の蓄積がうつ状態を招きます。○のように思えば、明るい気分になれるはず。

×また、1日が始まる
　→**○さあ、1日が始まる！**

人生、×のように考えると、ますます落ち込んでしまいます。そんな気分のときは、「さあ、1日が始まる!　今日も元気にいこう」と、言葉に出して言ってください。人間の感情は、言葉の産物という部分が大きく、言葉に出してみれば、それだけで元気が出てくるものです。

第3章　食事・運動・睡眠

――抗うつ習慣のすすめ

自分に合った「ストレス・コーピング」法を知っておきましょう

うつ病予防のためには、ストレスをためないように「考え、暮らすこと」が重要ですが、この章では、後者の「暮らし方」について、お話ししていきます。

そうしたストレス対処法を、英語では「ストレス・コーピング」と呼びます。「コーピング」（coping）は、「上手に対処する」というほどの意味で、**「ストレス・コーピング」は、ストレッサーにうまく対応し、またたまったストレスを解消する方法**を指します。

むろん、そうしたコーピング法は、一つとは限らず、数多く持っていれば、それに越したことはありません。私は、自分に合ったコーピング法を多数持つ人が、「ストレスに強い人」であり、「うつ病になりにくい人」といってもいいと考えています。

まずは、最も基本的なストレス・コーピング法を紹介しましょう。それは、「睡眠をしっかりとって、規則正しい生活をおくる」ことです。あまりに当たり前すぎるので、拍子抜けされたかもしれませんが、体だけでなく、心の「元気」を保つ基本も、ここにあるのです。

規則正しい生活をおくるには、まずは「朝、決まった時間に起きる」ことが必要です。

勤めている人の多くは定時に出勤しますが、それはメンタルヘルスに関して、プラスに働くことです。毎朝、同じ時刻に出勤するには、毎朝同時刻に起きなければなりません。すると、自然に心身のリズムが保たれ、ストレス軽減にも、うつ病予防にもいい効果があるのです。

一方、起きる時刻が不規則だと、脳内のセロトニンやメラトニン（誘眠物質）の分泌量が不安定になります。すると、睡眠障害を起こしやすくなり、ストレス耐性が落ち、抑うつ的になり、適応障害やうつ病を発症しやすくなるのです。

セロトニンなどの適度な分泌を促《うなが》すには、生活リズムを一定に保つことが望ましく、そのためには毎夜、同じような時刻にベッドに入り、毎朝、同じような時刻に起きることが必要です。それが、ストレス・コーピングの大前提になります。

自分専用の「ストレス・コーピング・リスト」の作り方

ストレス解消法は、よく「３Ｒ」と総称されます。レスト（休養）、リラクゼーション（癒し）、レクリエーション（気晴らし）の３つの「Ｒ」です。

ただ、「３Ｒ」という言葉は、その大枠を示しているだけで、具体策を示しているわけではありません。たとえば、一口に「レクリエーション（気晴らし）」といっても、何が気晴らしになるかは、人それぞれだからです。

そこで、私は、自分に合った「３Ｒ」を適宜《てきぎ》実践するため、自分用の「ストレス・コーピング・リスト」をつくっておくといいと思います。自分に合ったストレス解消法を書き出しておき、ストレスを感じたときは、そのリストをみて、「今、最もしたいこと」「すぐにできること」をするのです。

リストの作り方は、ごく簡単です。自分が**「気持ちいい」と思うことをイメージし、書き出しておくだけ**です。たとえば、１０６ページの［表４］のリストは、この本の編集者氏に書いてもらったものです。

このようなリストをつくっておき、ストレスを感じたときは、そのリストから、今したいこと、すぐにできることを探し出しストレスを迎え撃つのです。とにかく、ストレスをためこまないためには、日常のなかの「小まめなガス抜き」と「小さなエネルギー・チャージ」が必要です。

そうしたガス抜きとエネルギー・チャージは、「合わせ技」でより効果が上がります。たとえば、日帰り旅行に行ったときは、温泉につかり、スイーツをチェ

[表4] こんなストレス・コーピング・リストを作ってはいかがですか

・温泉に行く	・テレビのドラマを観る
・旅行に行く	・マンガを読む
・海を見にいく	・デパ地下でスイーツをチェックする
・美術館に行く	・マッサージに行く
・ゆっくり(自宅の)お風呂につかる	・近くの低い山に登る
・スーパー銭湯に行く	・早起きして日の出を見る
・部屋の掃除をする	・高級アイスクリームを食べる
・書類と本を片づける、捨てる	・ハーブティを飲む
・髪を切りに行く	・鍋を磨く
・近所の公園まで歩き、日なたぼっこをする	・カラオケで思い切り歌う
・芝生の上に寝ころがる	・好きな音楽を3曲続けて聞く
・とにかくぼんやりする	・家の中の窓をすべて開ける
・我流のヨガ	・花を飾る
・ストレッチ	・星を眺める

ックし、高級アイスクリームを食べてみるなど、いろいろなコーピング法を組み合わせてストレスを解消してください。

ストレスに強くなる「食べる要領」

ストレスをコーピングするため、**「規則正しい生活を送る」には、睡眠とともに「食」のリズムを整えることが必要**です。毎日、同じような時刻に食事をすると、心身のリズムが整いやすくなります。

三食をしっかり食べることは、「1日3回のリラックス法」といってもいいでしょう。人間の体は、食事をきっかけに「自律神経」のスイッチが切り替わり、活動型の交感神経から、リラックス型の副交感神経が優位に働くようになるからです。

朝昼晩の三食のなかでも、とりわけ重要なのは「朝食」です。毎朝同じ時間に朝食をとり、血糖値を上げると、脳と体のリズムが整いやすくなるからです。

脳のエネルギー源は「ぶどう糖」であり、肝臓がグリコーゲンとして蓄えているぶどう糖は、わずか半日で消費されます。そのため前夜の夕食で摂《と》ったぶどう糖は、寝ている間にほぼ使い切っているので、朝目覚めたとき、脳は通常エネルギー不足状態に陥っています。朝食をしっかり食べることで、脳はガス欠に陥らず、順調に起動するのです。

ここで、対ストレス効果をよりアップする「食事のとり方」をいくつか紹介しておきましょう。いずれも、脳のバランスをよくするセロトニンの分泌を促進する食べ方です。

まずは、朝食に限らず、「人との会話を楽しみながら食べる」ことです。そのほうが、セロトニンがより多く分泌されることがわかっています。

そして、「よく噛《か》んで、ゆっくり食べる」ことです。よく**噛むほど、セロトニ**

ンの出がよくなり、また副交感神経が優位に働くので、リラックスできます。

加えて、『80歳の壁』など、他の本でもお伝えしたことですが、「肉をよく食べる」ことです。セロトニンの材料は、トリプトファンという必須アミノ酸の一つで、「肉類」に多く含まれています。またセロトニンの運搬役をつとめるコレステロールも、肉に多く含まれています。そのため、肉をしっかり食べる人は、ストレスに強くなり、うつ病になりにくいのです。

夜よく眠るために、朝かならずしたいこと

ここで、夜、よく眠るためのコツを紹介しておきましょう。それは、朝、起きたら、すぐにカーテンを開いて、「朝の光を浴びる」ことです。とりわけ、日頃、ストレスを感じている人ほど、朝日を体いっぱいに浴びることをおすすめします。

朝日を浴びると、気分が爽快になるものですが、それは朝の光を浴びることで、

セロトニンやメラトニンなどの分泌が脳内で促進され、神経伝達物質のバランスがよくなるためです。なお、メラトニンは、睡眠に関《かか》わるほか、近年では免疫力をアップし、老化防止やうつ病の改善にも効果があるとみられている物質です。

また朝の光を浴びると、体内時計が調整され、朝はすっきり目覚め、夜は自然に眠くなるという体のリズムが生まれます。

ここで、体内時計のメカニズムについて説明しておきましょう。いわゆる体内時計は、医学的には、脳の奥深くの視床下部にある「視交叉上核」という神経細胞群によると考えられています。直径わずか1ミリほどのこの部位は、朝、目から入ってきた太陽光を感知すると、脳の各部位に信号を送り、神経伝達物質の分泌を促すなどして、心身を目覚めさせるのです。

この部位は自律神経やホルモン分泌もコントロールしているため、日の光を浴びないでいると、それらのリズムが崩れて、ストレスに抵抗する力が弱まります。

また、**セロトニンは、おもに脳幹の中央部にある縫線核《ほうせんかく》という部位でつくられるのです**が、夜ふかししたり、昼夜逆転の生活をすると、この部位の働きが弱まります。一方、日の光を浴びると、その動きが活発になるのです。

さらに、朝しっかり光を浴びていないと、夜になっても、メラトニンが十分に分泌されず、睡眠のリズムが乱れてしまいます。というわけで、ストレスに強くなるためにも、夜よく眠るためにも、朝、太陽の光を浴びることが必要なのです。

「有酸素運動」を続けると、うつな気分が消えていきます

毎日、「軽い有酸素運動をする」ことも、ストレス解消とうつ病の予防に効果的です。運動のなかでも、有酸素運動には、副交感神経を活性化させ、心身をリラックスさせる働きがあるからです。

とりわけ、おすすめの有酸素運動は、散歩（ウォーキング）です。健康な人の

場合で、「１日１万２０００歩までは、歩数を増やすほど、健康に生きられる」というデータがあります。毎日、１万２０００歩（７〜８キロ）を歩くのはなかなか難しいでしょうから、まずは３０００〜５０００歩以上を目指して歩かれるといいと思います。

その他には、水泳やサイクリング、ストレッチなどがおすすめです。そのうち、ストレッチは、血流を改善し、副交感神経を活性化させる最も簡単な方法といえます。そのやり方に関して、日本人はとかく難しく考えがちですが、難しい動きや姿勢を覚えなくても、自己流でかまいません。おおむね背伸びをして、あとは太股裏の筋でも伸ばしておけばＯＫです。肝心なのは、自分が気持ちがいいと思える方法で、毎日続けることです。

少なくとも、**運動をまったくせず、１日中スマホを手にしていたり、パソコンの前に座っているような生活**は避けましょう。それでは、体調も心の状態も悪くなる一方です。

ここからは、うつ病療養中の「運動」に関する心得について、お話しします。

まず少しよくなったら、軽い有酸素運動をはじめることです。軽いエクササイズは、うつ病の症状改善にも役立つとみられるからです。「薬物治療だけを受けているうつ病患者群」と「ウォーキングなどのエクササイズを取り入れた治療を受けている患者群」を比較すると、後者のほうが、「うつ病が早く治り、また再発率が低い」という研究報告もあります。

また、うつ病になると、体を動かすような元気が湧《わ》いてこないため、運動不足になり筋力が落ちます。それを回復するためにも、散歩などの有酸素運動が効果的なのです。ただし、休養中、激しい無酸素運動はＮＧです。「この際、体を鍛えておこう」などと考え、筋トレをはじめたりするのは、やめたほうがいいでしょう。

また、療養生活のなかでは、「掃除」がいい運動になります。回復期に入ったら、まずは自分の部屋の掃除をはじめ、じょじょに他の部屋の掃除もするといいでしょう。そして、体に負荷のかかる「拭《ふ》き掃除」ができるようになれば、職場復帰が視野に入ってきます。

職場でできる「タイパのいい」ストレス解消術

現代人にとって、最大のストレス源といえば、やはり「仕事（職場）」でしょう。厚生労働省の「仕事とストレスに関する調査」（令和2年、複数回答可）によると、働く人たちは、仕事に関して、次のようなストレスを感じています。

まず、42・5％の人は「仕事の量」に対してストレスを感じ、35％の人は「仕事の失敗・責任の発生」に対して、30・9％は「仕事の質」、27・0％の人は「対人関係」に関して、ストレスを感じているという具合です。

というように、働く人々は、職場でさまざまなストレスを感じているわけですが、ここで会社やオフィスで簡単にできるストレス解消法を紹介しておきましょう。いずれも**数分の小休止で、心身を休め、ストレスを発散する方法**です。これらの方法を知っておくと、ストレスを膨《ふく》らませることなくうつ病を予防できます。

その具体的な方法は、

・背伸びをする
・ストレッチして体を動かす
・呼吸に集中しながら、深呼吸する
・目を閉じて、しばらく何も考えない
・席を立って歩く
・飲み物や甘いものを口にする

などです。なかでも、最初にあげた「背伸び」は、タイパ（時間対効果）のいい方法といえます。数秒でできるわりに、ストレス解消にかなりの効果があるからです。

そもそも、心の緊張と体の緊張は連動していて、体をほぐすと心もほぐれます。たとえば、「貧乏ゆすり」は、緊張を避けようとする本能的な体の動きとみることができます。末端の筋肉や神経を働かせることによって、心の平静を保とうとする動きといえるのです。また電話で話すとき、メモに落書きをしたり、コードをくるくるいじったりするのも理屈は同じです。手先を無意識のうちに動かし、緊張を和《やわ》らげようとする行為です。

というように、ストレス解消には「体を動かす」ことが有効であり、背伸びのほか、手足をぶらぶらさせるだけでも緊張をほぐすことができます。

かかとを上げたり、下げたりするだけでも効果はあります。爪先に**体重をかけ、ゆっくりかかとを上げ下げして、ふくらはぎを刺激する**のです。これなら、周囲の目を気にすることなく、デスクの下だけで運動できます。デスクを離れられないとき、「くたびれてきたな」と思ったら、こっそり、この運動に励んでください。

また、3つ目にあげた「深呼吸」も、脳や体を活性化するのに有効な方法です。深呼吸して、血液中や全身の細胞に酸素をたっぷり送り込むと、ストレス耐性が高まります。そして、脳にも酸素が行き渡ると、神経細胞間の連絡がスムーズになり意欲が湧いてきます。

たとえば、「今日は、妙にイライラしているな」と感じたときは、深呼吸を何度か繰り返すといいでしょう。その方法は、まず背中をまっすぐにして立ち、息をゆっくり吐き出します。そして、深くゆっくりと息を吸い込み、それらを数回繰り返します。

このように「まず、吐く」ことが、深呼吸のコツです。数回繰り返すと、体がほんわり温かくなり、「今日は、できそう」という気分になるものです。

第4章
躁うつ病・適応障害とどう違うのか？

うつ病は「心が弱いから」なる病気ではありません

ここまで、うつ病の発症をめぐっては、脳のハード面では神経伝達物質不足、脳のソフトウエア面では偏った考え方やものの見方、環境面ではストレスフルな状況などが原因になると、お話ししてきましたが、この章では、「人はなぜ、うつ病になるのか？」――そのことをより掘り下げてお話ししていきます。うつになる原因・理由を知ることは、うつ病を予防し、また症状に早く気づいて早期治療をはじめるのに役立つ知識です。

まず、さまざまな「原因」についてお話しする前に、うつ病になるのは「心が弱いから」ではないことを確認しておきたいと思います。うつ病になるかならないかに関して、いわゆる「心の強さ」や「精神力の強さ」は関係ありません。「気の強さや弱さ」も関係ありません。だから、

×私は強い人間だから、うつ病になるはずがない
×私は明るい性格だから、うつ病にはならない

というのは、ともに誤った認識です。「自分はガンにはならない」と宣言しても意味がないように、「強い人間」や「明るい性格」と自己認識していても、うつ病になるときにはなります。

また、「うつなどは、怠け者の言うことだ」というのも、ひどい偏見です。こうした偏見は、うつ病を重症化させる原因にもなってきました。今でも自分では「うつ病かもしれない」と感じていても、**周囲から「怠け病」とみられたくないため、受診をためらう人が少なくない**のです。また、本人自身がそうした偏見にとらわれて、「私は怠けている」「私は心が弱い」という自責の念にかられているケースも少なくありません。

むろん、うつ病は精神力や気力で防いだり、治せる病気ではありません。ガン

や心筋梗塞が気合や根性では治らないように、うつも治りません。「疲れがとれれば、そのうち治る病気」でもありません。

うつ病は「そのうち治る病気」ではなく、放っておくと「どんどん進行する病気」なのです。気の持ちようで治る病気ではなく、医学的な治療が必要な病なのです。

こんな「出来事」がうつ病を引き起こします

前述したように、うつ病は環境的には、**ストレス過多の環境に身を置くことで、脳がそのストレスに耐えられなくなって発症する病気**と言えます。いわば、脳がストレスに対抗しきれなくなって、エネルギーが枯れてしまった状態といえます。

では、どのようなストレスがかかったとき、うつ病になりやすいのでしょうか？　123ページの［表5］は、各種のストレッサー（ストレス源）が、心身

[表5] こんな出来事が心身にダメージを与えます

配偶者との死別	100	失職	47
離婚	73	退職	45
夫婦別居	65	妊娠	40
近親者の死	63	転職	36
傷害・疾患	53	上司とのトラブル	23
結婚	50	転居	20

「社会的再適応評価尺度」ワシントン大学 心理学者ホームズらによる

に与えるダメージの大きさを数値化したものです。

数字自体は、調査者によって変わるのですが、どの調査でもおおむね1位を占めているのは、「配偶者との死別」です。

そして、2位が「離婚」です。他に「近親者の死」や「失職」など、人は大切なものを失ったとき、「喪失」のストレスに耐えきれずうつ病を発症しやすくなります。

また「喪失」以外では、各種のトラブル、仕事上のトラブル、人間関係のトラブル、家庭問題なども、発症要因になります。

うつ病の発症のカギを握る、セロトニンとノルアドレナリン

では次に、うつ病の「原因」について、脳科学的により詳しく説明してみましょう。

現在うつ病の発症メカニズムとして、最も支持されているのは、脳内神経伝達物質のセロトニンが減ることによって、脳の機能が落ち、気分や感情、考え方などを正常に制御できなくなり、やがてうつ病の発症に至るという「セロトニン仮説」です。

やや専門的になりますが、そのメカニズムをさらに細かくいうと、まず**セロトニンの量が減ると、脳の神経細胞を育てる神経栄養因子（ＢＤＮＦ）も減少**します。すると、神経細胞が縮みはじめ、神経細胞同士の距離が長くなります。その分、セロトニンなどの神経伝達物質の伝達状態が悪くなるという説です。

「中年期以降、うつ病にかかった人は、その後、認知症を発症しやすい」ことが

わかっていますが、それもBDNFの量が乏しくなって、神経細胞が傷《いた》んでいることが関係しているとみられるようになっています。

またうつ病の発症には、ノルアドレナリンの不足も関係しているとみられています。ちなみに「ノル」とは、「正規化合物」や「基本の化合物」であることを表す言葉で、ノルアドレナリンの一部が変化したものが「アドレナリン」です。

ノルアドレナリンは、怒りを感じたときに分泌されるホルモンで、別名「怒りのホルモン」と呼ばれます。その役割は、おもに血圧や血糖値を上昇させ、体や脳を覚醒させることです。この物質の分泌量が少なくなると、意欲や集中力が低下し、脳は元気を失います。そして、うつ病の発症原因にもなるのです。

うつ病に「なりやすい性格」「なりにくい性格」

では、性格面からみると、どのような人がうつ病になりやすいのでしょうか？

精神医学の世界では、うつ病などの精神病を発症する前の性格を「病前性格」と呼びます。いろいろな精神疾患のなかでも、とりわけうつ病の発症には、この「病前性格」が密接に関係しているとされています。

うつ病になりやすいとされているのは、専門用語でいう「メランコリー親和型性格」の人です。これは、ドイツの精神病理学者フーベルトゥス・テレンバッハが提唱した概念で、日本でいうところの「執着気質」に近似のものとされています。

その特徴は、「責任感の強い真面目人間で、几帳面。我慢強い頑張り屋で、義理堅く、義務をよく果たす。秩序や規範をよく重んじ、正義感が強く、完璧主義の傾向がある」といったあたりです。

要するに、真面目な、きちんとした人です。ただし悪くいえば、**物事を杓子定規に考えがちで、変化への対応が苦手、頑固で思い込みが強く、問題を一人で**

抱え込むタイプということもできます。要するに、この国には多い、真面目で融通のきかないタイプです。

　こうした執着気質の人には、ネガティブな感情をひきずりやすい傾向があり、このタイプが、自分の能力以上の負荷を背負ってストレスを抱えると、その発散が苦手なこともあってうつ状態に陥りやすいのです。

　とりわけ「われながら、真面目で我慢強い」と自負している人ほど、うつ病には注意したほうがいいでしょう。そうした人ほど、環境（おもに職場）に「過剰適応」しやすいからです。

　真面目な人ほど自分の欲求をおさえ、おかれた環境の規範やルール、あるいは暗黙の了解（＝空気）に従って行動します。このようにたえず自分の気持ちを押し殺し、環境に過剰適応すれば、精神的に疲れないほうがおかしいでしょう。社会生活を営む以上、ある程度は周囲と協調することが必要ですが、過剰適応は禁物です。過剰適応は、うつ病を招く危険な状態なのです。

プロ野球の投手ががんばりすぎると肩を壊《こわ》すように、ビジネスパーソンはがんばりすぎると心を壊します。上司の命令にはすべて従い、仕事を抱え込む――そのように組織に過剰適応した人が、強いストレスを抱え、うつ状態に陥ることが多いのです。

そしてうつ状態になると、脳の働きが鈍くなるため、仕事のスキルが落ち、ミスが増え、周囲の期待にますます応《こた》えられなくなります。そうして本人はさらに自責的になって、やがてはうつ病の発症に至るのです。

うつ病は「遺伝」するか？

うつ病は後述する双極性障害ほどではありませんが、「遺伝」する傾向があります。現代の精神医学では、生物学的な遺伝傾向はさほど強くないとみられていますが、環境的要因もあいまって、親やきょうだいにうつ病者がいる人は、うつ病になりやすい傾向があるとはいえます。たとえば**一卵性双生児の場合は、一人がうつ病を発症した場合、もう一人も発症する確率が70〜80%にものぼる**とされています。

「うつ病になりやすいか、なりにくいか」には、「ストレスに強いか、弱いか」ということが関係しますが、おおむねのところ、ストレス耐性の強弱は、次の2つの要因によって決まると考えられています。

まずは、この項のテーマである「遺伝」です。具体的にいえば、不安や緊張をコントロールする脳内神経伝達物質の量が、生まれつき多いか少ないかということが関係しています。

次いで関係するのは「育てられた環境」です。たとえば、子供の頃、虐待やネグレクトを受けると、ストレス耐性が低くなり、精神疾患の発症率が高くなることがわかっています。

子供時代に大きなストレスを受けると、脳の一部の発達が阻害され、神経構造などにダメージが残るのです。たとえば、感情の中枢である大脳辺縁系が過敏になり、ささいなことに対して、恐怖感や怒りを覚えやすくなります。

一方、適度な愛情のもとで育てられた場合は、ストレス耐性が高まります。とりわけ、3歳頃まで、母親にしっかり抱きしめられ、世話をされて育つことで、他者への信頼感が芽生えます。動物実験では、母親とのスキンシップが、抗ストレスホルモンを活性化させることが明らかになっています。

また、きょうだいの場合は「遺伝的な要因」や「育てられた環境」はほぼ同じか、似ている場合が多いでしょう。そのため結果的に、きょうだいのストレス耐性は、同じようなレベルになることが多いのです。

たとえば、アメリカのシンガーのジャネット・ジャクソンは、うつ病との激しい戦いを告白しています。一方、兄の**マイケル・ジャクソンは、本人は明言はしませんでしたが、うつ傾向と数々の不安症を抱えていたであろう**ことは、多くの精神科医の衆目一致するところです。

　私には遺伝とともに、彼らの精神状態には「育てられた環境」の影響が大きいように思えます。父親らによる子供の頃からの虐待に近い厳しいレッスンが、このきょうだいをスーパースターに育てあげるとともに、その精神を傷めつけたのではないか――世界で最も有名な人たちが、身内の適度な愛情に最も飢えていたように、私には思えるのです。また、私はそれ以上にむしろ、「ソフトウエアの遺伝」といえるものの影響が大きいとみています。

　親が前述の「かくあるべし思考」や「二分割思考」の持ち主であると、子供もそのように考えやすくなるのです。

なぜ女性のほうが、うつ病になりやすいのか？

うつ病は、男性よりも、女性のほうがなりやすい病気です。かかる確率は男性の約1・6倍。これは、日本だけでなく、世界的にみて、ほぼ共通する数字です。女性のほうがうつ病になりやすい原因は、おもに2つあります。第一の原因は、女性のほうが、性ホルモンのバランスが変化しやすいことです。

たとえば、エストロゲンという主要な女性ホルモンは、セロトニンの働きを活発にするのですが、逆にいうと、エストロゲンの分泌量が減ると、セロトニンの働きが鈍くなり、うつ病にかかりやすくなるということです。

そのエストロゲンの分泌量が大きく変動するのは、「周産期（妊娠中と産後）」と「更年期」です。そのため、女性は「マタニティブルー」や「更年期うつ」に見舞われることが多くなります。

そのなかでも、**「産後うつ」は分娩後、数か月にもわたって続く症状で、抑う**

つ傾向の人まで含めると、産後の女性のうち、10～15％にみられる症状です。それが、うつ病に至ると、きわめて危険な状態といえ命に関わります。この時期の死因第1位は「自殺」なのです。

次いで、女性のほうがうつ病になりやすい第二の理由としては、女性のほうが社会的にストレスを感じやすい環境に置かれていることがあげられます。

たとえばわが国では、女性の社会進出がある程度進んだ現在でも、家事負担は依然、男女平等になったとはいえません。そのため女性が「仕事と家事の両立」をはかろうとすれば、睡眠時間を削らざるをえない状態が続いています。要するに、女性は男性よりも睡眠不足になりやすく、心身に疲れをためこみやすいのです。

そうして、睡眠不足気味の生活が続くなか、出産、育児、更年期など、さまざまなライフイベントが起きて、女性はさらにストレスをためこみやすくなります。

そうして、うつ病を発症する確率が高まることになるのです。

うつ病は、こんな要因からも発症します

うつ病は、今まで述べたような理由以外でも、さまざまな原因によって発症します。

まず、自然的な環境条件に由来する「季節型うつ病」があります。その代表格の「冬季うつ病」は、日照量の不足によって「サーカディアン・リズム」（概日リズム）が変調をきたして発症するタイプのうつ病です。

たとえば、北極圏に近い北欧では、冬場、日照時間が極端に短くなると、うつ状態に陥る人が続出します。いわゆる「体内時計」（視床下部の視交叉上核）が正常に働くためには、太陽光による刺激が必要なのです。

このタイプのうつ病治療には、「高照度光療法」が有効です。強い**光を浴びる**

ことで、セロトニンなどの脳内神経伝達物質の分泌が促進されるのです。

たとえば、ウォルト・ディズニーは中年期、うつ病を患ったことがありますが、光療法に近い方法で乗り切りました。彼は、太陽光がさんさんと照りつけるハワイやフロリダで長期休暇をとり、日の光をふんだんに浴びたのです。それによって回復、その後ディズニー王国を築きあげることになりました。

一方「風」も、うつ病の引き金をひくことがあります。たとえば、フランス南部には、アルプス山脈から「ミストラル」という、冷たく乾燥した風が吹き下ろします。この不快な風が吹きはじめると、うつ病の発症率が高まるのです。

また、ドイツのババリア地方では、春先、「フェーン」と呼ばれる生温かい風が、やはりアルプス山脈から吹き下ろします。「フェーン現象」という気象用語の語源となった風ですが、この風が大都市のミュンヘンなどに吹き込むと、うつ病の発症率が高まり、自殺率も高まることがわかっています。

話を自然現象から、人間の体内で起きる現象に移しましょう。うつ病は、さまざまな「体の病気」からも発症し、たとえば高齢者の場合は、内科的な病気で入院すると、５人に１人はうつ状態に陥ります。とりわけ、うつ病と関係が深いのは、以下の病気です。

・ガン――「ガンが再発したら」という不安から、うつ病を発症することがあります。またガンで免疫機能が落ちることの悪影響も想定されています。

・心筋梗塞――ガンと同様、命に関わる病気であり、「また心臓発作が起きたら」という不安がうつ病発症の原因になります。

・脳梗塞――後遺症が出ることが多く、不自由になった自分の体へのイライラから、うつ状態に陥りやすい傾向があります。また多発性の脳梗塞は、うつ状態の要因となります。

・糖尿病――食餌《しょくじ》療法などの生活上のストレスが、うつ病発症の原因になります。

・アルツハイマー病――その初期に、２割ほどの人がうつ状態に陥ります。

・甲状腺機能低下症――甲状腺が変調をきたし、甲状腺ホルモンが不足すると、うつ病に似た症状が現れます。ただし、それはうつ病ではなく、ホルモン由来の「うつ状態」なので、血液検査で「うつ病」と識別することができます。

また最近の研究では、**男性ホルモンの低下もうつ状態の発症の一因となるこ**とがわかっています。

人は「うれしいこと」でも、うつ病になることがあります

以上のように、うつ病はさまざまな原因で発症するのですが、場合によって昇進や栄転、進学といったうれしいはずの出来事によっても発症します。そうした喜ばしいライフイベントも、環境変化を伴うため、当人がそれをストレスに感じ

ればうつ病の原因になりうるのです。

たとえば会社で昇進すると、おおむね責任とプレッシャーが増すことになります。その際、本人が「これで、部下も責任も増える。大変だ」や「自分はとても○○（社長、役員、部長など）の器ではない」と感じれば、大きなストレスとなり、うつ病を招くことがあるのです。

話が飛ぶようですが、かつてレディー・ガガが「抗うつ薬を飲み、うつ病と戦っている」と告白したことがあります。私はこの話を耳にしたとき、一種の「昇進うつ病」と感じました。それまで**無名だった若い女性が、短時日で世界の歌姫に「昇進」した**のです。その環境の大変化に、心がついていくことができなかったことが、うつ病発症の原因ではないかと感じたのです。

「老人性うつ病」は、中年世代までのうつ病とどう違うのか？

ここからは、私の専門分野である「老人性うつ病」（65歳以上の人がかかるうつ病）について、お話ししていきましょう。

まず、老人性うつ病に関して注意したいのは、それがひじょうに「見過ごされやすい病気」であることです。

うつ病の初期的な症状は、「元気がなくなる」「意欲がなくなる」「食欲がなくなる」「眠れなくなる（とくに夜中に目が覚める）」ことなどですが、高齢者の場合、周囲も本人も、そうした症状があっても、「年のせいでしょ」と思いがちなので、放置するうちにうつ病が悪化していたというケースが多いのです。

あるいは、「外出しなくなった」「着替えなくなった」「風呂にも入らなくなった」ということが増えても、家族はまず「認知症」を疑うため、うつ病の発見が遅れがちになります。

また、高齢者がうつ状態に陥ると、もの忘れが増えますが、それも認知症と間違われやすい症状です。集中力や注意力の低下も、傍目《はため》には認知症が進行したようにみえます。また高齢者に一人暮らしの人が多いことも、うつ病が悪化しやすい要因になります。周囲が気づきにくいためです。

ただそもそも、75歳くらいまでは、認知症の人よりも、うつ病になる人のほうが多いのです。とりわけ、65〜69歳で認知症になる人は２・９％で、70〜74歳の人は４・１％。うつ病には約５％の人がなるのですから、この世代までのもの忘れなどは、まずは、うつ病を疑ったほうがいいくらいです。

さらにいえば、医師の診察を受けたとしても、この国には、老人専門の精神科医が少ないため、多くの医師は、認知症の検査だけを行います。それで医師も、うつ病を見落とすことになりがちなのです。

そうして、**老人性うつ病の患者の多くは、治療が遅れたり未治療になりやすく、それが高齢者のうつ病を増やし、また悪化させる**ことにつながっています。

老人性うつ病の原因は？

では、老人性うつ病は、どのようにして発症するのでしょうか？　中年世代までのうつ病とは違う点を中心に、お話ししましょう。

第一には高齢になると、脳内の神経伝達物質であるセロトニンの分泌量が一段と減ることです。

若い人の場合、神経伝達物質の量がもともと多いため、多少減ったところで、うつ病を引き起こすレベルにまでは下がらないことが多いのですが、高齢になると、もともとの量が少ないため、少し減るだけで限界値を下回り、うつ病発症に至りやすいのです。

また加齢とともに、脳内の動脈硬化が進んでいることも関係します。動脈硬化が進行すると、血管壁がさまざまな理由で肥厚し、血液が流れにくくなります。

そうして脳内の血流が悪くなると、自発性が低下したり、怒りだしたら止まらないといった「感情失禁」が起きやすくなります。それとともに、うつ病の原因にもなるとみられています。

また、ストレス耐性も、若い頃に比べると落ちてきます。体力の衰えもあって、若い頃なら耐えられたレベルのストレスにも、心身が耐えきれず、うつ状態に陥りやすくなります。

加えて年をとると、うつ病の原因となるような「環境要因」が増えます。その代表的なものが専門的には「対象喪失」と呼ばれる現象です。定年退職による社会的役割の喪失、配偶者の死、子供の独立などによる喪失感、一人暮らしの孤独感などが心身にダメージを与え、うつ病発症の原因になるのです。

他には、前述したように、高齢者の場合「入院」も、うつ病発症の大きな要因になります。高齢者は、**若い人以上に、体と心の結びつきが強く、体を病むと心**

を病み、心を病むと身体症状を伴いやすいのです。そのため、精神科以外の病気で入院中に、うつ病を発症しやすいうえ、「うつ病を発症すると、入院期間が2倍以上にのびる」というレポートもあります。

老人性うつ病特有の症状は？

では老人性うつ病にかかると、どのような症状が現れるのでしょうか？

まずは高齢者の場合、中年までの世代以上に、さまざまな「身体症状」が現れます。ふらつきやめまい、耳鳴りなどの症状に悩む人が増え、頭痛、腰痛、膝痛、胃の不快感などを訴える人も多くなります。そして食欲が極端に落ち、栄養失調状態や脱水症状を起こしやすくなります。

もの忘れが増えることも、老人性うつ病の特徴です。そもそも年をとって、記憶力が低下気味のところに、うつ病を発症して外界への関心が乏しくなると、記憶力が一気に低下するのです。そして、傍目には「ぼけた」ようにみえるのですが、本人にもの忘れの自覚があるところが認知症とは違うところです。

精神状態では、各種の妄想（心気妄想、貧困妄想、罪業妄想）にとらわれやすくなります。また、専門的には「アジテーション」（精神運動興奮）と呼ぶイライラして落ちつかない状態にもなりやすくなります。そしてうつなのに、やたらと多弁になる人もいます。

さらに、高齢者には、若い人に比べれば、ストレスを発散する機会があまりありません。そのため、**少し落ちこむと、その後の回復がうまくいかず、うつ病を発症しやすくなる**のです。

老人性うつ病治療の注意点は?

では、老人性うつ病は、どのように治療すればいいのか？――これは、やはり、早期発見、早期治療に尽きます。

具体的には、可及的速やかに、薬物治療を始めることです。老人性うつ病は、若い世代のうつ病よりも、抗うつ薬がよく効きます。

中年世代までは、心理的に複雑な要因が絡み合って、うつ病を発症することが多いのですが、高齢者の場合は、加齢による神経伝達物質の不足が主因である割合が多いので、セロトニンの量を調節する薬を投与すれば、比較的簡単に症状が改善することが多いのです。

たとえば奥さんを亡くして、「私は、長く生きすぎました」などと落ち込んでいる高齢男性に抗うつ薬を投与すると、1か月もたつと、「先生、こんな元気のないことではイケませんね。女房の分まで長生きしなければ」というように、症状が好転することが多いのです。

ただし、薬は、多くの場合、「効果が大きくなると、副作用も大きくなる」傾向があります。とりわけ高齢者の場合、カゼ薬を飲んでも、興奮したり、幻覚が見えたり、ぼけたようになることもあるくらいです。

また、高齢者は、薬の成分の代謝（分解）能力が落ちているため、体内での半減期が長くなります。そのため、高齢者への抗うつ薬の投与には、若い人に対するとき以上に、分量などに注意することが必要です。

うつ病と間違いやすい「双極性障害（躁うつ病）」

ここからは、うつ病と類似した他の精神疾患について、お話ししましょう。まずは「双極性障害」です。これは、かつては「躁うつ病」と呼ばれた病気で、「気分が沈み込むうつ状態」と、「気分が異常に高ぶる躁状態」という正反対の状態が、交互に現れる病気です。

躁状態になると、患者は、気分が異常に高まり、活動的になります。早口でし

やべり続け、眠らなくても平気になり、何でもできるような気分になります。その間に、異常な浪費をしたり、相場に預貯金を突っ込んで全財産を失ったりする人もいます。私の患者さんにも、短期間にカードで500万円使った方がいました。

この病気は、2013年までは、うつ病（大うつ病とも呼びます）とともに、気分障害の一種と考えられていました。専門的にも長い間「躁状態もあるうつ病の一種」、つまりは、うつ病の一つの形態とされてきたのです。

ところが、しだいに双極性障害は、うつ病よりも、脳のハード面の病である要素が大きいと考えられるようになり、2013年以降は統合失調症スペクトラム障害群と、抑うつ障害群との間に位置づけられる病気と考えるようになっています。

もともとは同じ病気と考えられていたくらいですから、うつ病と双極性障害の2つは、精神科医にとっても、見分けるのが難しい病気です。おおむね双極性障害は、躁状態の期間は全体の5～10％ほどで、大半はうつ状態が占めています。そして患者さんは、躁状態のときは本人としては「絶好調」と思っているので、病院にはやってきません。来院するのは、自分でも「調子が悪い」と感じるうつ状態のときです。

そのため精神科医からすると、目の前の患者さんは明らかにうつ状態に陥って「先生、眠れないんです」「食欲がないんです」と訴えています。すると、まずは抗うつ薬を出して、様子を見ざるをえないのです。そしてしばらくして、抗うつ薬の効《き》きが悪いことや比較的短期間で躁状態に移ったりしたときは、双極性障害と診断して治療方針を変えることになります。

またうつ病の患者さんには、まれに自然治癒したと思っている人がいますが、それは**もともと軽めの躁がある双極性障害（双極Ⅱ型障害といいます）で、軽い**

躁の波がやってきて、気分がよくなったときに、「うつから抜けた」と勘違いしているケースが多いと思われます。むろん、その場合は、やがて時間がたつと再びうつの波がやってきて、うつ状態に陥ることになります。

双極性障害は、原則的に生涯、薬物治療が必要な病気です。なお、この病気のうつ状態のときには、抗うつ薬がある程度効くことがあるのですが、急に激しい躁状態になる（躁転する）危険があるので注意が必要です。

近年増えている「適応障害」について知っておきたいこと

近年、「適応障害」という病名を耳にすることが増えてはいないでしょうか。これは環境や状況に「適応」できなくなって、うつのような状態になる「障害」です。一時、「新型うつ」と日本では呼ばれましたが、正式には「適応障害」という病気になります。

その症状は、憂うつになったり、不安や焦りを感じたり、眠れなくなったりするなどうつ病と似ているところが多いのですが、うつ病との大きな違いは、適応障害の場合「特定のストレスを受けているときだけ、調子が悪くなる」ことです。

そして、ストレッサー（ストレス源）から離れると、すぐに調子がよくなり、通常の生活を送ることができます。要するに、「昼間、会社では調子が悪いが、家に帰ればたちまち元気になる」という具合です。

そのため、「さぼり病」などといわれがちですが、本当は、環境に適応しようとするあまり、適応障害を起こすのであって、うつ病と同様「真面目な人」がなりやすい病気といえます。

適応障害の治療法は、とにかく「休む」ことです。そして、ストレスの原因を解消しながら、働き方を見直していくことが必要になります。

そもそも職場などの環境に、真面目に「適応」しようとする人ほど、適応障害になりがちです。一方適当に仕事をしていても気にならない人は、適応障害にはなりません。

治療方針は、**基本的にはうつ病と似ていますが、セロトニン不足よりも心理要因が大きい**ため、薬はあまり効きません。適応しようとするため、適応障害になるのですから、「適応なんかしなくていい」と開き直ったり、ストレスの原因になっていることへの見方を変えることができれば、症状が軽くなることが多いのです。そのため、前述の認知療法が役立つ治療法と言ってよいでしょう。

第5章 家族がうつ病になったとき、どうすればいいのか？

家族にしかできないのは、異変に気づくことです

うつ病は、さまざまな病気のなかでも、とりわけ「家族」のサポートが必要な病気です。そこで、この章では、家族は、うつ病患者に対して、どのように接すればいいのか、具体的にみていきましょう。

まず、家族や身近な人にしかできないのは、「異変に気づく」ことです。本人は、うつ病にかかっていることに、自分ではなかなか気づかないものです。また、本人が「最近、調子が悪いな」と感じている場合でも、「うつ病」だと認めたくない気持ちが働くため、自ら精神科に足を運ぶという人は、そうはいません。

そこで、家族が「いつもと違う様子」に気づいて、精神科などへの受診をすすめることがうつ病の早期治療にとって重要になります。

その点、**うつ病は「外見」によく現れる病気なので、家族は表情や態度に関し**

て、以下のような変化に気づいたら、うつ病を疑ってほしいと思います。

・表情がつねに暗い。いつも、悲しげな表情をしている
・表情がない
・作り笑いをしている。無理に笑っている
・顔色が悪い
・とにかく、元気がない

とくに、もともと明るい性格で、自然な笑顔を浮かべていた人が、そのような様子になったときは要注意です。

また、うつに陥ると、「言葉づかい」にも変化が現れます。「最悪」「終わり」「おしまい」「無理」「ダメ」「どうしようもない」といったネガティブな単語が増えるのです。

そして、専門的には「一人称の多用」と呼ばれる傾向が現れます。「私が」や

「自分の」という言葉をよく使うようになり、「私が悪い」「私がしなければならない」「自分の責任」「自分の役割」などの自責的な言葉を多用するようになるのです。

一方「行動面」では、次のような変化が現れます。

・服装や身だしなみに無頓着になる
・言葉数が少なくなる
・会話の際、反応が鈍くなる
・動作がスローモーになる

むろん、「仕事ぶり」にも変化が現れます。一人暮らしの人の場合など、**家族よりも、一緒に働いている人のほうが、長時間一緒にいることが多いでしょう**から、働く仲間の次のような様子に気づいたときは、うつ病を疑ってみてください。

・遅刻が増えた

・ミスが増えた
・判断力や能率が落ちている
・会話が減った
・昼食を食べるとき、一人でいることが多くなった
以上のようなことが複数ある場合は、うつ状態に陥っているか、すでにうつ病にかかっていることが多いのです。

うつに気づいたとき、家族がすべきいくつかのこと

では、うつに気づいた後、家族は、何をすればいいのでしょうか？――それは、おおむね次の４つのことです。

1　受診をすすめ、初診に付き添う

異変に気づいたときは、まず精神科や心療内科の受診をすすめてください。前述したように、本人は自分の心身の異状に気づいていても、うつ病と認めたくない気持ちが働き、病院になかなか足を運ぼうとはしません。そのため家族が説得し、受診させることが必要な場合が多いのです。

そして説得できたときは、初診の際、家族が付き添うことをおすすめします。医師は本人だけでなく、家族からも話を聞くと、より正確な診断を下しやすくなります。また家族も、医師と直接話をすることで、患者をサポートする方法をより深く理解できるはずです。

その後もときおり、患者と一緒に通院することをおすすめします。医師は、**本人の様子を家族からも聞くことができ、家族も医師の説明を直接聞いて、病状や治療の進み具合がよくわかる**からです。

2　話を聞き、共感し続ける

患者が「うつ病」と診断され、療養生活に入った後は、患者の「話」によく耳を傾けてください。本人があまり話したくないようであれば、「話したくなったら、いつでも聞く」という気持ちを伝えておきます。患者の孤立感や疎外感を埋めることが重要です。

話をするときは、なるべく意見をはさまずに、聞き役に徹することです。とりわけ重要なのは、患者の話を「否定しない」ことです。「自殺する」という発言以外は否定しないくらいのつもりで、ひたすら聞き役に回り、患者の話を傾聴してください。

ここで肝心なのは、同情ではなく「共感」です。これは、カウンセラーらの行う「傾聴型カウンセリング」の基本的なスキルで、ひたすら傾聴し共感することで患者の気持ちを支える手法です。

具体的にいうと「かわいそう」と同情するのではなく、「苦しいね」「大変だね」のように共感を表すことです。同情が表に出ると、患者は「自分は同情されるような情けない存在」と思いこみ、ますます自信を失い、無力感や絶望感を深めることがあるからです。

患者が自嘲的な言葉を口したときには、「あなたは、よくやってきたよ」「あなたががんばってきたことを、私は知っているよ」と、相手を認める言葉を投げかけてください。

そして治療開始後、症状が少しでも改善すれば、患者とともに喜んでください。そのキーワードは「よかったね」です。「眠れるようになって、よかったね」「食欲が出てきて、よかったね」と共感を表してください。

ただし、家族が無理に明るくふるまう必要はありません。患者にとっては、

「うつ病」と診断された後も、家族がこれまでと同じように接してくれることがいやしになるのです。

患者を特別扱いし、何から何まで世話する必要もありません。「全部、私にまかせて」式で接すると、患者はかえって「自分は何もできない存在」と思いこみ、さらに落ち込むことがあるからです。

3　薬をきちんと飲ませる

そして、患者が「薬」をきちんと飲んでいるかどうか確認するのも、家族にしかできない役割です。

医師が、患者に「お薬、きちんと飲んでいますか？」と聞けば、ほぼ１００％の人が「はい」と答えます。医師としては、その言葉を信用するしかありませんが、現実にはある程度よくなると、「もう治った」と勝手に薬をやめたり、減らしていく患者さんが少なからずいるものなのです。

また、うつ病患者には悲観的になるあまり「どうせ飲んでも効かない」と考え、薬をやめてしまう人もいます。あるいは不規則な生活を送っているため、きちんと飲むのが難しい人もいます。

そこで「うつの壁」を乗り越えるには、患者が薬をきちんと飲むよう、あるいは勝手にやめないよう、家族が見守ることが必要になります。また薬がどのように効いているかを観察し、病院に付き添ったとき、医師に述べておけば、医師が治療方針を立てるうえで参考材料になります。

とくに薬を飲んで、かえって具合が悪くなったときや、気分が悪くなったとき、躁状態になったときは医師に報告するといいでしょう。

4　患者本人の代わりをする

うつ病になると、とりわけその急性期、患者本人は動けなくなります。そこで家族が、さまざまな面で、本人の代わりをする必要が出てきます。

たとえば、患者が家事の中心となっている場合は、家族で家事を分担する必要があります。患者は炊事、掃除、洗濯がしばらくはできないと思ったほうがいいでしょう。

また**うつ病になると、体だけでなく脳の働きも鈍くなり、判断力や意思決定能力が低下**します。そこで、家族が本人に代わって、重要な判断をしなければならない場面もありえます。

たとえば休職するかどうか、入院するかどうかなどをめぐっても、本人と相談しながらも、事実上は家族が判断せざるをえないこともあるものです。

とにかく、自殺を防ぐことです

繰り返したくはない言葉ですが、うつ病は自殺を招く病です。とりわけ、自殺が懸念されるのは、真面目で責任感が強い人です。そういう性格の人は、何でも自分の責任と感じる傾向が強く、うつ病になるとますます自責的になるのです。

「こんな状態では、家族に申し訳ない」「会社に迷惑をかけて申し訳ない」というように自分を責め、自らを無価値と思い込みます。そして「役に立たないのなら、生きていても仕方がない」「いなくなったほうが、みんなのためだ」という自殺願望を抱くようになるのです。もともと自己肯定感、自己評価の低い人も、「自分は何をしてもダメだ」というように思い込み、自殺しやすい傾向がありま す。

自殺願望は「希死念慮」と「自殺念慮」の2段階に分けて考えられることがあります。その場合、「希死念慮」（死にたいと希む気持ち）は、死にたいと思いつつもまだ具体的な方法までは考えていない状態です。一方**「自殺念慮」は死ぬ方法を具体的に考え、準備をはじめたり、すでに準備を終えているという、さらに危険な状態**を指します。

「希死念慮」や「自殺念慮」を抱いた人は、多くの場合、周囲の人に対してシグナルを発します。とりわけ要注意なのは、次のようなシグナルです。

まず「この機会に、大掃除をするよ」などといって、身辺のものを整理したりするのは、相当危険な黄信号です。元気そうに部屋の大掃除をしたあと、首を吊るというケースが少なくないのです。大切にしていたモノを人にあげたり、捨てたりするときも要注意です。

むろん「自殺」という言葉が、当人の口から出たときは警戒してください。

「自殺するといって、した奴はいない」などと言う人がいますが、それは大きな間違いです。「自殺」を口にして自殺しない人は確かに多くいますが、確率としては、口にしない人よりは、はるかに自殺する確率が高いのです。

自殺をほのめかされたときや、「いなくなりたい」「このまま、ずっと眠っていたい」といったセリフ、高齢者の場合は「早くお迎えが来てほしい」「早く（亡くなった）お父さん（お母さん）のところへ行きたい」というような言葉など、「死」を暗示するフレーズを耳にしたとき、軽く考えるのは禁物です。「本当に死にたいの？」などという不用意な言葉で、尋ね返さないことです。

また**「今までありがとう」などと、周囲に感謝の気持ちを述べるときも要注意**です。患者は、最後の別れを告げている可能性もあるのです。「子供のことをお願いします」や「お世話になりました」のような、ふだんは口にしないあらたまった挨拶をするときはさらに要警戒です。

他には、次のような様子がみられたときは、注意してください。

・思い出の場所を訪ねる

・不自然なくらい、明るくふるまう
・勝手に治療を中断してしまう
・感情が不安定になる
・ささいなことでトラブルを起こす
・酒量が増える

「勝手に治療を中断してしまう」以下は、治療がうまくいっていないことの証拠といえ、その分自殺につながりやすいのです。

自殺をほのめかす患者への接し方

自殺を防ぐためにも、家族の方には患者の「死にたくなるほど、つらい」気持ちをしっかり聞いてほしいと思います。前述したように、批判したり評価したりしないで、聞き役に徹し、患者のつらい気持ちを受け止めてください。「それは、つらいね」と共感し、「私は、あなたに生きていてほしい」という愛情と気持ちをしっかり伝え続けてください。たとえば「俺なんて、死ねばいいんだろう」と言われたときには、「私は、心の底から、あなたに生きてほしいと思っているのよ」と応じてください。

　ここで自殺をほのめかす人に対して、家族が伝えたい言葉をあげておきましょう。

・あなたに、生きていてほしい。絶対に死なないでほしい。
・あなたは、私たち家族にとってとても大切な人。生きていてほしい。
・あなたが生きているだけで幸せ。あなたは、いるだけでいい。
・あなたが死んだら、私はとても悲しい。
・自殺したいと思うのは、病気のため。かならず治る病気だよ。
・自殺しないと、約束してほしい。

そして自殺を防ぐため、患者が長時間、一人にならないような工夫をしてください。

刃物類やひも類は、患者の目につかないところにしまっておき、高層マンションの場合は窓のカギをかけてください。数十秒でも**数秒でも手間がかかるようにしておけば、衝動的な自殺を防ぐことができるかもしれない**からです。

一方、遠く離れて住む家族が、電話で自殺をほのめかしたときには、すぐに飛んでいって様子を確認してください。

たとえ「軽症うつ」と診断されているときでも、注意が必要です。軽症でも自殺を考えたり、試みたりする人は少なくないからです。外見は比較的元気そうでも、本人は生きるのがつらくなり、自責の念にとらわれ、未来に絶望し「自殺」という言葉が頭の中を駆けめぐっていることがあるのです。

時期的に最も危険なのは、「回復期」です。いちばんつらい急性期は、自殺を決行する気力・体力さえ失われていることが多いのですが、回復期に入り体力が少し回復すると、それとともに自殺を決行するエネルギーも戻ってくるからです。

こんな言葉は、うつ病患者には禁句です！

自殺をほのめかすかどうかにかかわらず、うつ病患者と会話をするときには、いくつかの「禁句」があります。

まずはご承知の方も多いと思いますが、「がんばれ」という言葉は、禁句中の禁句とされています。うつ病患者を下手に励ますのは、原則的に禁止行為なのです。

そもそも患者の多くは、仕事や家事、育児などをがんばりすぎて、うつ病を発症しています。それなのに**「期待しているから、がんばれ」「応援してるから、がんばれ」などと励ますと、患者を「もう、これ以上がんばれない」と追い詰め**

ることになってしまうのです。

とりわけ、最もつらい急性期に、「がんばれ」と励ますと、患者は「私はまだ、がんばらなければならないのか……」と受け止め、うつ状態のときには、がんばりたくてもがんばれないので、自責の念をより強めてしまいかねません。最悪の場合「がんばれない自分に存在価値はない」と、自殺の引き金を引くことにもなりかねないのです。

日本人には「がんばって」が口癖のようになっている人が多いものですが、その言葉が口から出そうになったときは、「ゆっくり過ごしてね」と言い換えて、応援している気持ちを表しましょう。場合によっては、「がんばれ」と言ったほうがいい場合もなくはないのですが、それには相当の観察力が必要なので、用心のため避けたほうがいいのは確かなところです。

同様に、「元気出してよ」も禁句です。元気を出そうとしても、出てこないのが、うつ病です。下手な激励は、患者を心理的にさらに追い詰めることになってしまいます。

患者を「焦らせ、責める」他の言葉も、むろんNGです。「この先、どうするの?」「いつになったら、治るのかしら」などという言葉は、患者を追い詰めます。

「早く元気になってね」も、やさしい言葉のようですが「早く元気にならないといけない」と患者を焦らせることになりやすいので、避けたほうがいいでしょう。それよりも、「焦らなくて、大丈夫だよ」と声をかけることです。

むろん「収入がなくなると困るから、がんばってよ」などと言うのは、絶対の禁句です。経済的な不安があっても、当面は家族の心中にとどめておいてください。

「私だって、つらいのよ」も禁句。家族に負担をかけることは、患者にとってひ

●うつ病の人に対して、言ってはいけない言葉

×「病は気から」っていうよ	× そんなに落ち込まないで
× ダラダラしていないで、何かしたら	× そんなことで落ち込んじゃダメ
× しっかりしなさい	× くよくよしないで
× あなたは神経過敏すぎるのよ	× たまには笑顔を見せて
× もっと苦労している人もいるんだよ	× 弱音を吐いたらダメ
× いいかげんにしてよ	× そんなことではダメ
× 人生そんなものだよ	× 買い物くらい行けないの？
× パーッと遊んで全部忘れなよ	× お父さんの時代は、それくらい働くのは当たり前だった

じょうにつらいことなのです。

本人は「怠けている」わけではありません。他の**誰よりも焦り、自責の念を感じ、胸の内は焦燥感や罪悪感、無力感で一杯**になっています。そこに、下手な言葉をかけると、心理的にさらに追い詰めることになってしまうのです。

また、患者を心配し、見守るのは結構ですが、その際、「また、ご飯、残したのね」「また、眠れなかったの？」などという否定的な言葉をかけるのはＮＧです。食べきったときに、「いっぱい食べられるようになったね」と声をかけるなど、肯定的に表現できることを探しましょう。

「原因追究」もＮＧです。「どうしてうつ病になったの？」という原因探しは、患者の自責の念を強めることにつながります。とりわけ、家族間で「犯人探し」をしないようにしてください。

その他１７３ページに、うつ病の人に「言ってはいけない言葉」をまとめておきました。参考にしてください。

うつ病患者に対する接し方・知っておきたいこと

そのほか、家族の方に注意してほしい点をあげておきます。

まず、「暗い顔」と「ため息」はＮＧです。家族の暗い表情やため息は、患者に「こんなに家族に迷惑をかけている」と思わせ、さらに落ち込ませることになるからです。

また小さなことでも、「判断や決断を求めない」ことも重要です。たとえば急性期の患者には、「今日の夕食は何がいい？」と尋ねることも避けたほうがいいでしょう。そうした簡単な判断でさえ、うつ病の人には負担になるからです。「すき焼きでいい？」と提案型で尋ねてください。

逆に、患者から返事を求められたときは、はっきり答えてください。たとえば奥さん（患者）が少し元気になって料理をはじめ、「今日、何がいい？」と尋ねてきたとき「何でもいいよ」と答えるのはNGです。「玉子焼きがいい」のように、簡単にできるメニューを指定して頼むといいでしょう。

また、患者を下手に「誘わない」ことも重要です。とりわけ急性期の患者は、日がなダラダラ過ごしているので、周囲から見ると退屈しているようにも思え、つい誘ってしまいがちです。たとえば「ちょっとお散歩行かない？」「久しぶりに、お茶しない？」「飲みに行かない？」という具合です。

そんなふうに誘うと、患者は「疲れるから嫌だな」と感じていても「断ったら悪い」と思い、誘いに乗ってくることがあります。しかし実際に出かけると疲れ果て、さらに落ち込むことが多いのです。とりわけ急性期には、外出しても疲れるだけに終わります。外出を無理にすすめず、とにかく休ませることです。

患者に声をかけるなら、まずは元気な「挨拶」です。朝は「おはよう」、夜は「おやすみなさい」と声をかけます。患者が散歩に行くときには「行ってらっしゃい」、帰ってきたときには「お帰りなさい」――そんな当たり前の声かけが、患者の心を支えることにつながります。

また、患者が主婦の場合は、家事や育児の負担をできるだけ減らすことです。真面目な人ほど、発症後も続けがちなので、家族で負担を分担し、患者が休めるような工夫が必要です。

そしてある程度よくなったら、患者の焦る気持ちにブレーキをかけてください。

うつは、再発しやすい病気です。患者が**復職や社会復帰などを焦っているときブレーキをかけるのも、身近な人にしかできない仕事**です。

復職した後も、がんばりすぎないように見守り、フォローしてください。そして、「眠れているか」「食べているか」「感情の状態が安定しているか」「不機嫌なときが多くないか」「人を避けるようになっていないか」「動作や話し方がゆっくりになっていないか」などに注意しながら、様子を見守ってください。

そのように見守り「再発に気づく」のも、家族の役割です。再発時も早期治療したほうが治りやすいのは、初発のときと同様です。本人は再発に気づいていても、「認めたくない」という気持ちが働きます。それが症状の悪化を招きかねないので、家族の見守りが必要になるのです。

家族自身も「認知の歪み」に注意し、うつ病にならないよう、気をつけましょう

家族の方にもうひとつ、注意していただきたいことがあります。それは、「自らも、うつ病にかからないようにする」ことです。

患者と日々接している家族は、「私がもっと早く気づいていたら、軽症ですんだのに」や「どうして、もっと優しくしなかったんだろう」といった自責の念にとらわれやすくなります。すると、**うつ病には遺伝的な要素もあることから、家族の間で「うつの連鎖」が起きることがある**のです。

とりわけ、完璧主義的な傾向のある人は、そうした罪の意識を抱きがちです。むろんそうした意識は、患者のためになりません。家族が罪の意識を抱くと、それに気づいた患者は「自分が家族を不幸にしている」↓「自分なんか、いないほうがいい」と考えかねないからです。とにかく周囲にいる人まで一緒に落ち込ま

ないよう、注意してください。

また家族も「認知の歪み」に、ご注意ください。たとえば「この人はダメになってしまった」という目で見ていると、症状は確実に悪化します。

そして自分自身「まいっているな」と感じたときは、「家族会」に参加することをおすすめします。うつ病患者のいる家族同士で話をし、共感し合うことで、元気を取り戻せることがあるのです。むろん、参考になる情報を得られることもあるでしょう。

家族が健全なメンタルヘルスを保つことは、うつ病患者の精神状態にとっても、ひじょうに重要なことなのです。

うつ病に気づかないでいると大損をする

うつ病は、仕事を守るためにも、早期発見が必要です。発見が遅れて働き続けると、仕事の能率が落ちミスが増え、叱責され、やがては左遷、クビということになりかねません。むろんそうなれば、うつ病はさらに悪化していきます。

一方、うつ病と気づけばすぐに治療に入ることができ、治れば職場復帰できます。休職中も、詳しくは後述するように、給与の3分の2をもらえる可能性があります。

どちらが得かは、言うまでもないでしょう。うつ病を**早期発見・早期治療することは、仕事と人生を守ることにつながる「人生の自衛力」**といってもいいのです。

とにかく、うつ病は気づかないでいると、大損をする病気です。有り体にいって、この国の社会保障制度では「病名」がつけば、さまざまな保障を受けられます。周囲の目も、「病気なら仕方がない」とやさしくなります。一方、病名がないまま働いていると、「怠けている」「やる気がない」「歳で能力が落ちた」などというレッテルを貼られることにもなりかねません。そうならないためにも、早期発見が必要なのです。

「休職」は、どのように申し出ればいいのか？

うつ病と診断されたときには、なるべく早めに「休職する」ことをおすすめします。グズグズしていると、うつ病に気づかないのと同じことで、治るものも治らなくなってしまいます。

というと「そんなに簡単に会社を休めるの？」と思う方もいるかもしれませんが、今は「医師の診断書」があれば、比較的簡単に休職できるようになっています。

とりわけ、社員が50人以上いる事業所には、年に一度のストレスチェックが法的に義務づけられているので、人事部などが「ストレス度の高い社員」の存在を把握しているはずです（その人の名前は、原則的に会社には伝えられていませんのでご安心を）。そうした会社なら、本人が主治医の診断書を持って、上司、人事部、産業医らに申し出れば、休職の手続きがスムーズに進むはずです。なお診断書は、主治医に「休みたい」と申し出れば、すぐに書いてくれるはずです。

休職を願い出た際、上司や人事担当者、産業医らから話を聞かれる場合もあるでしょう。うまく説明できないときは、主治医から産業医らに直接、電話で話してもらうと、話がスムーズに進むこともあります。

というように話を進めれば、中堅以上の企業なら、比較的スムーズに休職することができるはずです。そもそも、**本人の希望があるのに休職を拒むことは、企業責任からいって許されることではありません**し、現在は「損得問題」からいっても、会社は休職を認めざるをえない状況になっています。

今、休職の申し出を無視し、それで自殺者でも出たら、その企業は存亡の危機に立つことになりかねません。マスコミに叩かれ、SNSで批判の嵐にあい、株価は下がり、むろんその後の人材採用にも影響が出るでしょう。そのため、本人が診断書を持参して休職を願い出れば、OKするのが一般的な対応になっているのです。

問題は、小規模な職場の場合ですが、休職が働く者の権利であることは変わりはありません。臆せず、相談してみることです。

「はじめに」でも述べたように、うつ病になることは、それまでの働き方や生き方を見直す大きな転機になります。もっといえば、うつ病の診断書は、給付金付きで仕事を長期間休む「免状」にもなるのです。その免状を得て、いったんゆっくり休むことは、新しい人生をスタートさせるきっかけになるかもしれないのです。

部下から診断書を見せられたとき、管理職はどう対応すればいいか？

では、逆に、社員がうつ病になったとき、上司はどのように接すればいいのでしょうか。

まず、部下（患者）から、「健康上のことで、ご相談があるのですが」と相談を受けたときは、すぐに話を聞いてください。患者の仕事ぶりを見ていれば、相談内容はおおむね想像がつくでしょうから、できるだけ早く相談に乗ることです。「今は忙しいので、今度、話を聞くよ」といった対応は、NGです。その間にも、患者の病状は悪化していきます。

相談するときは、家族が患者と接するときと同様に、まずは患者の話をよく聞くことです。下手にアドバイスを急いだり、問題点を指摘したりしないことです。また「がんばってよ」という言葉は、前述したように、うつ病患者に対しては封印してください。

そして、本人の希望を聞きながら、休職の時期を検討したり、**軽症うつで休職に至らない場合には、勤務時間の短縮や配置換え・異動、仕事の割り振り**などの方法を考えてください。

また患者の休職などに関して、他の人にも相談が必要な場合もあるでしょうが、病気の中身は「重大な個人情報」です。本人の了解を得たうえで、必要最低限の人にだけ伝えてください。「うつ病」という言葉は使わないで、「ストレスがたまって体調を崩し、心療内科にかかっているので」というような言い方をしてもいいでしょう。

そして患者が休職したときには、本人が嫌がらないかぎり、ときどきは連絡をとってください。職場に気にかけてくれる人がいて、定期的に連絡してくれることは、多くの場合、患者の精神状態にとって大きなプラスになります。

「復職」のタイミングをどうはかる？

さて回復期も後半にさしかかると、職場復帰・社会復帰が視野に入ってきます。次の3つの条件がそろってきたら、社会復帰を目指しはじめるといいでしょう。

まずは当たり前のことながら、「完全に回復している」ことです。憂うつ感が消え、メンタルの状態が改善、寛解状態が安定的に続いていることが必要です。むろん、仕事に対して意欲が戻っていることも必要条件です。

次に、「規則正しい生活を送っている」ことです。「睡眠をしっかりとっている」「食事を1日3回、決まった時間にきちんと食べている」ことがその目安になります。

むろん、「体力がほぼもとの状態に戻っている」ことも必要です。家事や買い物をこなし、趣味を楽しみ、日常生活を問題なく送れているかどうかが目安になります。

そうした状態まで回復したら、医師に「復職していいかどうか」を相談してみるといいでしょう。すると、医師は「ええ、ずいぶんよくなりましたね。あと1か月、様子をみて決めませんか」のように答えるものです。

そうして、復職のめどが立ってきたら、まずは毎日、散歩することをおすすめします。すでに**散歩しはじめている場合は、距離をのばしていくといい**でしょう。最初は30分、しだいに小一時間くらいまでのばしていき、体力に問題がないかをチェックしながら、体力をさらに回復させましょう。

そして近くに図書館があれば、会社に通うかわりに、図書館に通って、デスクワークの真似事をしてみるといいでしょう。最初は1時間、慣れてくれば2〜3時間くらい、本や雑誌を読んだり、パソコンをさわったりしてみるのです。

そして、復職する前には、通勤時間に合わせて、会社まで一人で行ってみることをおすすめします。混雑した電車に乗り、会社に通う気力や体力が回復しているかどうかを確認してください。無理だとわかったら、医師に相談して診断書を書いてもらうのも重要な対応です。

そうした「リハビリ」と並行して、会社と相談して、職場の体制を整えてもらいましょう。具体的には、仕事内容や勤務時間、待遇、復職日などを相談します。

そして、職場復帰するときには、最初からフルで働くのではなく、職場と相談しながら、まずは半日だけ勤務をしたり、週3日で終日勤務するなど、段階を踏んで職場復帰を進めていくといいでしょう。

最初から、うつ病になる前のように、フルに働くのは無理な話です。一つの目安となるのは、次のような復職に関する「8週間プログラム」です。

・最初の1～2週は、隔日の時短勤務。
・3～4週目は、隔日の7時間勤務。あるいは、毎日の5時間勤務。
・5～6週目は、毎日の7時間勤務。

・7～8週は、毎日の8時間勤務。残業はしない。

というように、経過をみながら、じょじょに勤務時間を増やしていくのです。

今はそういうことを心得ている精神科医も少なくないので、そのプログラムにのるのも手です。

なお、**復職する際、配置転換はなるべく避けて、同じ職場にとどまったほうがいい**でしょう。新しい環境に移ることは、それ自体がストレス源になるからです。

そうして、職場復帰すると、体力上の疲れや対人関係の気疲れなどから、うつ状態が一時的に悪化する人がいます。その一方、職場復帰にはメリットもあります。職場に通うことで、自然に生活のリズムが保たれ、睡眠や食事のリズムが整います。また、体を自然に使うことになり、体力の回復が進みます。復帰後の状態の悪化は、一過性のことが多く、やがて気力も体力もさらに回復していく人が多くなります。

なお、会社側としては、復帰者の「役職」は変えないほうがいいでしょう。確かに、復帰後も当面の間は、以前のようには働けないかもしれません。そこで、「3か月をめどに、もとのようにやっていただければ」というように話し合いながら、**しばらく役職はそのままで、実際の職務を軽くするのが、理想的な対応です。**

一方、主婦が家事に復帰するときも、じょじょに仕事を増やしていくことです。最初は、「調子のいいときに、買い物に行く」「料理を1品だけつくる」「リビングだけを掃除する」ようなところからはじめ、じょじょに「毎日、買い物に行く」「複数の料理をつくる」「掃除をする範囲を広げる」というように、〝復職〟を進めていくのが得策です。

第6章　最新知識
――薬と精神療法とは

うつ病には、どんな「薬」を使うか？

この最後の章では、やや専門的になりますが、医師によるうつ病の治療がではどのように行われるか――具体的にお話ししていきましょう。まずは「薬物治療」です。

第1章で述べたように、うつ病の薬物療法では、「抗うつ薬」が中心薬になります。現在主流の抗うつ薬は、**脳内の神経伝達物質（おもにセロトニンとノルアドレナリン）のバランスを整えることで、うつ状態を改善する薬**です。医師は、患者の症状に合わせて、第1選択薬を選び、場合によって他の薬を組み合わせます。抗うつ薬に、抗不安薬や睡眠導入剤などを併用して、脳内の状態を整えていくのです。

すると、中高年以降の場合は、最初の投与から、2週間以降の比較的早い時期に、5～7割の人に「反応」（症状の好転）が現れます。「反応」の中身は、具体的には、次の3点です。

・気分の高揚（うつな気分が消える）
・意欲の亢進（思考・行動に関する意欲が増す）
・不安の解消（不安感、焦燥感が消える）

以後、2か月（8週間）ほどの治療で、反応した人の6～7割くらいの人が、いったんは「寛解」に至ります。

ただし、私の経験では、全体の3割から半分くらいの人には、最初の薬があまり効きません。そういう場合は、薬を変えていきます。たとえば、「抗うつ薬A」があまり効かない人には、「抗うつ薬B」に変えるという具合に、薬を変えていくのです。それでも回復がうまくいかない人には、電気療法や磁気療法など、薬以外の治療法を検討することになっていきます。

また抗うつ薬をいろいろと試しても、まったく効かない場合は、治療方針を変えてもらったほうがいいことが少なくありません。

昔は薬が効かないうつ病は、抑うつ神経症といって、神経症として治療することが多かったのですが、今の診断基準では、一定の症状を満たせばうつ病ということになります。しかし、そのうち3割くらいは薬が効かないとされ、とくに若い人では、薬を使わないほうがいいとさえ言われています。うつ病は、脳のソフトの故障が根本にあるので、薬で必ず対応できるわけではないのです。

そうした場合、カウンセリングが重要になってくるのですが、詳しくは後述するように、現状では大学の医局で、カウンセリングの指導を受けていない精神科医も多いのです。**また患者と医師の相性の問題もあるため、薬が効かず、またその医者と話していても意思の疎通が円滑にすすまないときには、他の医師にかえることもおすすめします。**

その際は「認知行動療法ができる」とホームページに掲げている病院や、臨床心理士がカウンセリングをしてくれるクリニックを探すといいでしょう。

また、双極性障害の場合は、前述したように、抗うつ薬が一時的に効くこともあるのですが、やがて躁の波がやってきて、興奮したり、金遣いが荒くなったりすることがあります。そうした場合には、医師に申し出るといいでしょう。これについては、ほとんどの精神科医が双極性障害を疑い、薬を変えてくれるはずです。

事実上の基本薬「SSRI」とは、どんな薬か？

薬物治療に話を戻すと、現在、うつ病治療で最もよく使われているのは「SSRI」（選択的セロトニン再取り込み阻害薬）と呼ばれるタイプの薬です。

この薬は、脳の神経細胞間のセロトニン濃度を高め、脳内の神経伝達物質のバランスを整える薬です。海外では、１９８０年代末から使われ、日本では１９９９年に認可され、その後よく使われています。

それ以前に主流だった「三環系《さんかんけい》」や「四《よん》環系」と呼ばれる薬よりも、投与直後の副作用が弱いため、使いやすい薬なのです。三環系などはうつ症状に対してはよく効いたものの、尿閉《にょうへい》（尿が出なくなる）や便秘、口や喉の渇きなどの副作用が起きやすく、とりわけ高齢者の場合は、眼圧の上昇で緑内障が悪化するというリスクがありました。

ＳＳＲＩは、そうした副作用が少ないのです。ただし、副作用がないわけではなく、とりわけ吐き気などの消化器症状が多いことは難点です。

さて、ここで「選択的セロトニン再取り込み阻害薬」という長い名前の意味を解説しておきましょう。まず、「選択的」とは、脳内でセロトニンだけを「選択して増やそうとする」という意味です。

それ以前の抗うつ薬は、いろいろな神経伝達物質を増やし、結果的にうつ病が改善するものでしたが、ＳＳＲＩは、セロトニンの濃度だけを「選択的」に上げるように作用します。セロトニンにだけ作用し、**他の神経伝達物質や体の他の部位には影響しない分、副作用が軽い**のです。

一方、「再取り込み阻害」とは、どういう意味か？　神経細胞がセロトニンを放出した際、その受け手となる別の神経細胞のレセプター（受容器）が受け損なうと、もとの細胞がいったん放出したセロトニンを吸収して、再利用します。すると、神経細胞と神経細胞のつなぎ目であるシナプス内において、情報伝達物質として使われるセロトニンの量が減ってしまいます。その減少を防ぐため、ＳＳＲＩは神経細胞にふたをするような作用をおよぼして、セロトニンの「再取り込み阻害」し、結果的に神経細胞間のセロトニン量を増やす働きをするのです。

ただ、ＳＳＲＩをめぐっては、若い世代に投与した場合、中高年ほどには効かないうえ、自殺衝動が強まったり、他者への攻撃性が高まったりしやすいという問題点が指摘されています。専門的には、そうした副作用を「アクティベーション・シンドローム」と呼びます。アクティベーションとは、ある機能をアクティブにするという意味で、「賦《ふ》活化《かつか》」と訳されます。

その後、欧米の当局が、ＳＳＲＩには「敵意、攻撃性などを高める場合がある」という注意喚起を行い、日本でも同様の注意喚起が行われています。現在では、軽症のうつには、この薬を安易に使わないことをアメリカや日本のうつ病の学会が提言しています。

SNRIは、セロトニンもノルアドレナリンも高める薬

ＳＳＲＩの後に開発されたのが、ＳＮＲＩ（セロトニン・ノルアドレナリン再取り込み阻害薬）です。こちらは、その名のとおり、セロトニンとともに、ノル

アドレナリンの再取り込みも阻害して、後者の濃度も高めるという一石二鳥を狙った薬です。

ノルアドレナリンは、意欲や気力に関わる神経伝達物質です。そのため、**SNRIは、SSRIの効果に加えて、意欲を回復させる効果がある**──というふれこみでしたが、私の経験では、「意欲」の向上に関して、さしたる効果はないように思え、最近はその目的ではあまり使っていません。ただし、痛みの治療にはかなり有効で、整形外科でもよく使われています。

その一方、「三環系」や「四環系」と呼ばれる古いタイプの薬もあります。古くからある薬のわりに、よく効くのですが、副作用が強いため、今は第1選択薬として使われることは減っています。ただ、ＳＳＲＩが効かないときに、2番手以降の薬として使われることがあります。

三環系や四環系という名は、その化学構造の形からついたもので、ベンゼン環を含む「環状構造」を３つ、あるいは４つ持っている化合物という意味です。
私が留学から帰った１９９０年代には、アメリカでは主流になっていたＳＳＲＩが日本ではまだ認可されていなかったため、四環系をよく使っていました。四環系は、三環系の副作用を多少は弱くした薬です。

ここで、抗うつ薬の歴史を多少振り返ると、三環系はもとは結核の薬だったのですが、服用した患者に多幸感が出てきたり、うつ状態が改善するといった症状がみられたため、抗うつ薬としても使われるようになりました。

三環系が１９５０年代に登場するまで、うつ病に効く薬は存在しなかったので、それ以前に、うつ病にかかった人は本当に大変でした。たとえば、『風と共に去りぬ』の主演女優ヴィヴィアン・リーは、同映画の撮影直後、うつ病を発症し、生涯苦しむことになりました。当時は、**環境調整（要するに休息）によって、まれに訪れる自然治癒を待つしか、治療法がなかった**からです。彼女の死は一応のところ、病死とされていますが、映画史の研究者には、自殺だったとみる人もいます。

また、ノーベル賞作家のアーネスト・ヘミングウェイも、三環系の登場前後の時期にうつ病を発症、妄想に苦しんだあげく、最期は猟銃自殺を遂げています。

一方、三環系の登場が間に合ったとみられるのが、オードリー・ヘップバーンでした。オードリーは、彼女にとっての唯一の西部劇映画『許されざる者』（１９６０年公開）の撮影中、落馬して流産、それが原因の一つとなって、うつ病を発症しました。その後、三環系の登場が間に合ったからなのか、おおむね快癒《かいゆ》したようで、数々の名作に主演、女優としてのキャリアを積み重ねることになりました。

話を新しい薬に戻しましょう。今、医師によっては、ＳＳＲＩやＳＮＲＩよりも後に登場した薬を使う人もいます。ＮａＳＳＡ（ナッサ）、Ｓ－ＲＩＭ（エスリム）といった新しい薬です。

NaSSAは、SSRIやSNRIのように、セロトニンなどの再取り込みを防ぐのではなく、セロトニンなどの放出自体を促進します。その分、効果が出るのが比較的早いとされますが、今のところ、主流になってはいません。

S－RIMは、2019年発売の新しい薬です。セロトニンの再取り込みを阻害、またセロトニンのレセプター（受容体）の働きをよくするとされています。

抗うつ薬を飲むときに、注意したいこと

医師は、以上のような薬のうちから、まず1種類を選んで処方します。当初は、やや少なめの量からはじめ、副作用がない（弱い）ことを確認した後、用量を少しずつ増やします。多くの場合、1～3か月で最大量まで引き上げ、薬の成分の血中濃度を上げていきます。

ここで、抗うつ薬の服用上の注意をまとめておきましょう。

まずは、「薬とアルコールを一緒に飲まない」ことです。薬の効果が落ち、また副作用を悪化させるおそれがあります。

また、しばらくの間効果がなくても、あるいは症状がよくなっても、「勝手に服用を中止しないこと」です。抗うつ薬は、血中濃度が一定レベルを超えているときに効く薬なので、きちんと用量を守らないと、効果が発揮されません。

薬を**飲み忘れていたときは、気づいた時点ですぐに飲むことが必要**です。空腹時の場合は、ビスケットの1枚でも食べてから服用してください。

そして、車の運転は、なるべくお控えください。抗うつ薬を飲むと、眠気が強くなり、注意力・運動能力が落ちることがあるので、リスクが大きいのです。

また、抗うつ薬に加えて、併用することがあるのは、次のような薬です。

・抗不安薬——不安や緊張を和らげる薬。急性期に短期間使うことが多い薬です。ただ依存性が強いため、現在ではなるべく使わないほうがいいと考えられています。

・抗精神病薬――幻想や妄想、興奮を抑える薬。おもに統合失調症に使う薬ですが、難治性のうつ病にも使います。

・気分安定薬――おもに、双極性障害の治療に使います。

薬以外には、どんな「療法」があるか？

以上のような薬を投与しても、あまり効果が上がらない場合があります。そんなときは、薬物療法以外の治療法を検討することになります。

また、すでに自殺未遂をしているなど、緊急性が高い場合にも、薬以外の即効性の高い療法を用いる場合があります。そうした薬以外の代表的な療法を紹介していきましょう。

1 ECT（電気刺激療法）

まずは、「ＥＣＴ」と呼ばれる電気ショックを用いる療法です。全身麻酔をしたうえで、頭に電極を当て、脳に電気を通す治療法です。

というと、「怖い」と感じる人もいるでしょうが、**欧米では薬に反応しないうつ病に対して、ポピュラーに使われている療法**です。アメリカの教科書では、高齢者のうつ病治療の「第一選択」とされている場合もあるくらいです。私はアメリカの精神科病院に3年間、留学していましたが、実際にＥＣＴがよく使われていました。

また、電気ショックと聞くと、映画『カッコーの巣の上で』で描かれたような、全身をバタバタと痙攣《けいれん》させるような光景を思い浮かべるかもしれませんが、現在のＥＣＴでは、体は痙攣しません。今は全身麻酔をしたうえで、筋弛緩剤を使うという、患者を痙攣させることのない方法が確立しているので、患者は痛みや苦痛を感じません。安全性や有効性も確立しています。

この方法を使うと、脳の奥部の縫線核という部位から、セロトニンを一気に放出させることができると考えられています。そのため「自殺念慮」が強い場合など、重度の症状に対して即効性が期待できます。再度の自殺企図を防ぐには、有効な方法なのです。

なおこの療法は、保険はきくものの、全身麻酔をすることもあって、入院が必要になります。

2 TMS（経頭蓋磁気刺激法）

これは、磁気発生装置で磁場を発生させ、脳に磁気刺激を与えて、神経細胞を刺激する療法です。抗うつ薬が効きにくい人に施《ほどこ》すと、おおむね3人に1人程度は効果がみられます。副作用は少なく、効果も一定程度、期待できる療法です。

なぜ、**磁気刺激が効くのか――その作用機序は、完全に解明されているわけではありませんが、脳の扁桃体に働きかけていることは確か**なようです。扁桃体は、恐怖、不安、悲しみなどの情動を司《つかさど》る部位で、扁桃体の働きが活性化すると、そのような負の感情が大きくなり、うつ状態にも陥ります。ＴＭＳは、磁気によって、扁桃体のそのような働きにブレーキをかけるとみられます。前頭葉を活性化して、感情の調整をよくしているという説もあります。

　この療法、２０１９年から保険が使えるようになったものの、依然、保険適用を受けるにはいくつかの条件をクリアする必要があるうえ、実施している施設が少ないため、ポピュラーな療法にはなっていません。

3 光療法

一定期間、毎朝、光照射装置の前に座って、光を浴びる療法です。その光の強さは、室内灯の5〜10倍の2500〜3000ルクスで、とくに「季節性気分障害」(冬季うつ病)の人に効果があります。

なお、光療法に使うライトは、今はアマゾンで買うこともでき、値段は数千円から数万円程度。主治医に相談すれば、リースできることもあります。

再発を防ぐため、「精神療法」が必要な理由

うつ病治療では、薬物療法とともに、「精神療法(心理療法)」が車の両輪になります。

精神療法は、医学事典的にいうと、「治療者と患者の精神的交流を通して、患者の心身の障害を治療する方法」です。つまりは治療者(医師や臨床心理士)と患者がいろいろなことを話しながら、治療する方法です。なおこの療法のことを、精神科医は「精神療法」、臨床心理士は「心理療法」と呼びます。

うつ病を治すには、薬物療法で、脳の状態（いわばハード）を整えながら、精神療法で「考え方を変える」（いわばソフト）ように促すのが望ましいのですが、現実にはうつ病や他の精神疾患になったとき、この国で精神療法を受けている（受けられる）のは、ごく一握りの人です。その理由は、**日本の医療制度が、精神療法を行うための十分な仕組みを備えていないこと**にあります。

たとえば、医療保険制度では、カウンセリングなどの保険点数が低いうえ、混合診療（保険診療と保険外診療を併用する診療）が許されていません。また、医学教育では、大半の精神科医が、医学部時代、生物学的な精神医学ばかりを学び、カウンセリングなどのトレーニングを受けていません。そのため、精神療法に関しては、素人同然という医師が少なくないのです。

２０１０年から、代表的な精神療法である「認知行動療法」が保険適用になっているものの、できる医師がほとんどいないというのが現状です。

うつ病の再発率が高いのも、精神療法を十分に行えていないことが関係していま す。薬物療法だけに頼ると、いったんは「寛解」にこぎつけても、再発リスクが高止まりしやすいのです。患者の「考え方」が変わっていないため、発症前と同様のストレス源に遭遇したとき、前と同じように考え、ストレスを感じて再発に至るリスクが高まるというわけです。

たとえば、いったん回復して職場に戻ったとき、物事のとらえ方が変わっていないと、嫌味をひとつ言われたくらいで、再び落ち込み、再発しかねません。そこで本来は、精神療法によって、考え方や感じ方をコントロールする方法を身につけることが必要なのですが、現在の診療・保険体制では、そうした機会を十分に提供できないというわけです。

「精神療法」は、どのように行われるか?

うつ病の精神療法とは、どのようなものか、具体的にみていきましょう。

現在、その主流を占めているのは、「認知行動療法」と呼ばれる療法です。この療法は、今から**60年ほど前、アメリカの精神科医のアーロン・T・ベックが考案した方法を祖型とする療法で、カウンセリング行動を通じて、歪んだ認知や偏った思考を改めることを目的**とします。

おおむねうつ病患者は、悲観的・否定的な考え方にとらわれています。それを治療者がカウンセリングなどによって修正し、より幅の広い考え方があることに気づかせる手法といえます。

たとえば、この療法は、次のように進行します。うつ病患者のAさん（60歳）が、5000万円も預金があるのに、「働いていないので、このままでは貯金がどんどん減り、野垂れ死にしてしまう」と心配しているとします。典型的な悲観的認知です。

それに対して、経験を積んだ治療者なら、「今、１日、どれくらい使っていますか？」と尋ねるでしょう。Ａさんが「とにかく収入がないので、１日２０００円くらいです」と答えたとすれば、治療者は「貯金は５０００万円あるんですね。すると１日２０００円なら、２万５０００日、約68年間暮らせますよ。Ａさんは今60歳ですから、１２８歳までは大丈夫ですよ」と、応じます――というような会話を交わしながら、患者の過剰に悲観的な認知を改める方向に誘導していくのです。

あるいは、「恋人にフラれたから、自分は一人ぼっちだ」という人に対しては、「あなたのことを心配している家族や友人は、本当に一人もいませんか？」「あなたは本当に一人ぼっちなのでしょうか？」と問いかけます。すると患者は、「一人もいないわけではない」→「自分の考え方が悲観的にすぎる」ことに気づき、バランスのとれた判断力を回復するという具合です。

というように、**ある考えにとらわれた患者さんに、多様な考え方ができるように仕向けていくのが、現在の治療の主流**です。

自分に合った「精神科医」をどうやって選ぶか？

さて、精神科や心療内科は「心」の問題を扱うだけに、他の科以上に、患者と医師の「相性」が重要になります。精神治療では、患者が「安心できる」ことが何よりも重要であり、医師と患者の相性がよいほど治療効果が上がり、相性が悪ければ、治療効果は期待できません。

そのため、私は、精神科に関しては、「ドクター・ショッピング」（複数の診療機関を次々と受診すること）をされるといいと思います。そして、自分と相性のいい医師を一人見つけることができれば、生涯診てもらえます。

では、「心のかかりつけ医」をどのようにして選べばいいのでしょうか？

まずは最初の診療を受けた際、医師、あるいはその指示を受けた臨床心理士が「時間をかけてくれるか」どうかが、大きなポイントになります。

そもそも、精神疾患の診断には、十分な問診が必要であり時間がかかります。初診に時間をかけて、じっくり診察しないと、たとえば、うつ病と認知症を見間違えるような誤診をおかしかねないからです。また現実問題として、医師自身がじっくり問診できないことが多いため、臨床心理士が時間をかけて話を聞くような体制が整っている医療施設なら安心です。

そして診断の結果、うつ病とわかり、薬が出されることになったとき、その薬についてきちんと説明があるかどうかも重要です。

「いつまで、どういう使い方をするのか」「その薬には、どんな効果と副作用があるのか」などについて、きちんと説明し、患者の不安をとりのぞいてくれるのが、いい医師です。むろん、薬を変えたり、種類を増やしたりするときにも、その理由と目的をていねいに説明するのが良医です。

そして、最も重要なのは、前述したように、患者と医師との「相性」です。簡単にいえば、その医師を「信頼できるか」「好きになれるか」という点です。精神科の治療では、医師との「人間関係」「信頼関係」が治療効果に大きく関係します。その**医師と話をして「心が軽くなる」ようなら、その医師はあなたにとっての良医**といえます。

一般的にいえば、私は大学病院よりも、経験豊かな医師がいるクリニックをおすすめします。大学病院の精神科の医師には、ふだんは動物実験をしている人が多く、臨床的な技術に関しては疑問符がつくからです。また、患者の話をちゃんと聞かない医師も目立ちます。それよりも、臨床経験の多いクリニックの医師のほうが、患者の話をよく聞くうえ、臨床的にいろいろな療法を心得ているものです。

うつ病治療には、どれくらい「お金」がかかるか？

最後に、うつ病の治療に「どれくらいのお金がかかるか」、また「どのような支援制度があるのか」を紹介しておきましょう。

治療費は、よほどの重症でないかぎり、保険適用内でおさまります。薬物療法と保険内のカウンセリングを受ける場合なら、1回当たりの料金は、「風邪」で医者にかかったときとさほど変わりません。ただし、うつ病治療は、風邪よりも長い時間がかかるので、その分トータルの治療費はかさみます。

また、重度のうつ病で、保険のきかない物理療法（おおむね、大がかりな医療機器を使う療法）を続けると、治療費が高額になることもあります。たとえば、ECT治療は入院が必要ですし、入院が必要なレベルの重病のうつ病も治療費がかさみます。そういうことを防ぐためにも、うつ病は、早期治療と再発防止が重要なのです。

一方、支援面では、健康保険の傷病手当金が出る場合があります。これは、**うつ病などで仕事を長期間休むときに、健康保険から支給されるお金**です。平均収入額の３分の２の金額が、最長で18か月間支給されます。おおむね休職中の人が対象になるので、休職する前に主治医や健康保険の担当部署に相談してみるといいでしょう。

またうつ病治療には、「自立支援医療制度」が準備されています。この制度を利用すると、通常、医療費の３割自己負担が１割負担になります。

他にはうつ病は、障害年金の対象になっています。うつ病になって仕事や生活が制限されるようになったときには、現役世代も請求することができます。また要件を満たしているならば、生活保護の受給を検討してもいいでしょう。経験的に言うと、うつ病の診断書があると生活保護申請を断られることは少なくなるようです。

あとがき

本書に最後までおつきあいいただき、ありがとうございます。

うつ病について、すこしでも理解が深まり、心の準備ができたなら著者の本意です。

すべてではなくても、部分的にでも参考になったというのでも嬉しいことです。

それ以上に、言いたいことがあります。

私は、この病にかかり、それを克服することができれば、いろいろな意味で人間として成長し、またその後の人生、とくにうつ病にかかりやすい高齢期にいい影響を与えられると信じています。

一つには、自分の生活スタイルを見直すことになるからです。どんな生活スタイルが自分に負担がかからないか、どれだけ以上の働きをすれば、自分が壊れてしまうのかを知ることができれば、これからの長い人生において無理な生き方を避けることができます。

二つ目には、ものの見方を変えることができるからです。あれこれとした決めつけや心に悪い考え方を脱却できれば、うつにかかりにくくなるだけでなく、より成熟したものの考え方ができるようになります。これは、高齢になったときにかなり役に立つものです。

三つめは、具合が悪くなった時の対処法を知ることができることです。どんな薬を飲めば具合がよくなるかもわかっているし、本当につらくなったときに、相性のいい精神科医を一人知っているだけで、最後はその人に頼ればいいと思うことで、気分はかなり楽になるはずです。

上皇后美智子さまも、心の不調の際に、日本を代表する精神科医・神谷美恵子さんと出会い、神谷さんは、治った後も、魂の友という形で終生美智子様を支え続けたことが知られています。

いろいろな意味で、うつ病とその治療は、人間の一皮むけた成長に役立ちますし、その後の心の危機の予防になるのです。

うつ病になったのを悲劇と見ずに、このようなことを獲得できるチャンスだと思ってもらえると著者として幸甚です。

末筆になりますが、本書の編集の労をとっていただいた幻冬舎新書の木田明理さん、そして構俊一さんにこの場を借りて深謝いたします。

2023年9月1日

和田秀樹

著者略歴

和田秀樹《わだひでき》

一九六〇年、大阪府生まれ。
東京大学医学部卒業。精神科医。
東京大学医学部附属病院精神神経科助手、
米国カール・メニンガー精神医学校国際フェローを経て、
現在、ルネクリニック東京院院長。
高齢者専門の精神科医として、三十五年近くにわたって
高齢者医療の現場に携わっている。
『80歳の壁』『マスクを外す日のために』『70歳の正解』『ぼけの壁』
（いずれも幻冬舎新書）など著書多数。

幻冬舎新書 707

うつの壁

二〇二三年九月二十五日 第一刷発行

著者 和田秀樹
発行人 見城徹
編集人 小木田順子
編集者 木田明理 福島広司

発行所 株式会社 幻冬舎
〒一五一-〇〇五一 東京都渋谷区千駄ヶ谷四-九-七
電話 〇三-五四一一-六二一一(編集)
〇三-五四一一-六二二二(営業)
公式HP https://www.gentosha.co.jp/

ブックデザイン 鈴木成一デザイン室
印刷・製本所 株式会社 光邦

Printed in Japan ISBN978-4-344-98709-8 C0295
わ-1-8

*この本に関するご意見・ご感想は、左記アンケートフォームからお寄せください。
https://www.gentosha.co.jp/e/